Kurt Stübel   Stephan Müller   Martin Schley

Betreuungshandbuch Wirbelsäule

Band 2

▶ Degenerative Erkrankungen
  – Diskose
  – Osteochondrose
  – Lumbalgie

▶ Neurologische Erkrankungen
  – Prolaps: Protrusion, Extrusion, Sequester

Therapie – Training – Ernährung – Psychosomatik

Inklusive kostenloser Online-Videoclips von

1. Auflage – Health and Beauty Business Media GmbH (Karlsruhe, Deutschland) 2012
ISBN 978-3-938939-28-4

Impressum

Herausgegeben von:
Health and Beauty Business Media GmbH (Karlsruhe, Deutschland)
In Zusammenarbeit mit *Trainer*
Autoren: Kurt Stübel, Stephan Müller, Martin Schley

Wichtiger Hinweis:
Die Beiträge in diesem Buch sind sorgfältig recherchiert und entsprechen
dem aktuellen Stand. Abweichungen, etwa durch seit Drucklegung geän-
derte Internetadressen etc., sind möglich. Weder Autoren noch Verlag
können für eventuelle Nachteile oder Schäden, die aus den im Buch
gegebenen praktischen Hinweisen resultieren, eine Haftung übernehmen.

Vorwort

Liebe Fachkräfte, Fitness- und Gesundheitstrainer, Personal Fitness Trainer und alle, die mit der Behandlung von Wirbelsäulenproblemen in Berührung kommen, dieses Buch bietet ein praxisorientiertes Nachschlagewerk für die Betreuung und Behandlung von Kunden mit Wirbelsäulenbeschwerden unter den Gesichtspunkten

Therapie – Training – Ernährung – Psychosomatik.

Aufgrund der langjährigen Arbeit der Autoren mit Kunden bietet das Buch innovative und hilfreiche Übungen und Tipps für die praktische Anwendung und die Vermittlung im (Trainings-)Alltag. Den Autoren ist es wichtig, den Lesern einen Gesamtüberblick über die Behandlung bei Wirbelsäulenbeschwerden zu vermitteln. Diese Übungen sind so aufgebaut, dass sie sich einfach und wirkungsvoll in der Praxis umsetzen lassen. Dieses Buch ersetzt nicht die Physiotherapie, sondern baut darauf auf. Möchten Sie die Inhalte des Buches in der Praxis vermittelt bekommen, bietet das Gluckerkolleg interessante Workshops zu diesem Schwerpunktthema an. Ergänzend wurden zu vielen der im Buch abgebildeten Übungen kurze Clips gedreht, die kostenlos auf der body LIFE-Homepage www.bodylife.de/buecherclips angesehen werden können. Übungen, zu den es einen Videoclip gibt, sind mit unserem body LIFE-Button gekennzeichnet.

Viel Spaß beim Ansehen und viel Erfolg mit den Übungen wünschen

Kurt Stübel   Stephan Müller   Martin Schley

Danksagung: Wir möchten uns beim SV Kornwestheim für die Unterstützung und Bereitstellung der Räumlichkeiten des Fun-Sport-Zentrums für die Fotos und Filmaufnahmen bedanken. Unser besonderer Dank gilt unseren beiden Models Nadja Austero und Giuseppe (Pepsi) Dapote für die Unterstützung bei den Film- und Fotoaufnahmen.

Glucker stellt sich vor

GluckerSchule

Am 22. November 1923 wurde die staatlich anerkannte Gymnastik- und Sportschule Glucker in Stuttgart durch „Ago" (August) Glucker ins Leben gerufen. Seit dieser Zeit bildet die GluckerSchule zum staatlich anerkannten Sport- und Gymnastiklehrer, zum Sporttherapeuten sowie zum staatlich anerkannten Sportmanager aus. Die Schwerpunkte der Ausbildung zum Sportlehrer sind u. a.: Bewegungslehre, Erlebnispädagogik, Fitness, Gesundheitssport, Trainingslehre, Ernährungslehre, Reha, Sport, Group Fitness, Aquasport, Outdoor u. v. a. m. Nach der Ausbildung finden unsere Abgänger ihre Arbeitsstellen erfolgreich in folgenden Bereichen: Vereinen, Verbänden, Schulen, Rehakliniken, Fitness Studios, Animation, Kindersport, Personal Fitness Training, Krankenkassen, Betriebssport, Gesundheitsberatung, Sportmanagement u. v. a. m.
Weitere Infos unter **www.gluckerschule.de**

GluckerKolleg

Das GluckerKolleg bildet seit dem Jahre 1997 zum zertifizierten Personal Fitness Trainer, Rückenschulleiter/lehrer (KddR), Gesundheitstrainer, Gehirnfitness Trainer, EMS Trainer und Ernährungscoach in Deutschland, der Schweiz und Österreich aus. Des Weiteren bietet das GluckerKolleg über das Jahr verteilt viele interessante eintägige Workshops zu aktuellen Themen aus den Bereichen Gesundheit und Fitness an. Der jährlich stattfindende Glucker-Kongress gehört zu den besonderen Weiterbildungsevents in Deutschland.
Weitere Infos unter **www.gluckerkolleg.de**

GluckerNetzwerk

Das GluckerNetzwerk ist unser exklusives Netzwerk mit über 500 Sportlehrern, Sporttherapeuten, Rückenschulleitern, Personal Fitness Trainern, Kurstrainern und Gesundheitsreferenten in Deutschland, Österreich und der Schweiz. Hier finden Interessierte für ihr Training die richtige Beratung oder für Gesundheitstage das entsprechend qualifizierte Personal.
Weitere Infos unter **www.glucker.de**

1 Die Wirbelsäule

Therapie – Bewegung – Ernährung – Psychosomatik

1.1 Aufbau der Wirbelsäule (Columna vertebralis)

Wirbelsäule

Die Wirbelsäule besteht aus 33–34 Wirbeln, wobei die Wirbel im Kreuz- und Steißbein miteinander verwachsen sind.

Die Wirbelsäule ist folgendermaßen zusammengesetzt:

- 7 Halswirbel
- 12 Brustwirbel
- 5 Lendenwirbel
- 5 Kreuzbeinwirbel
- 4–5 Steißbeinwirbel

Die Wirbelsäule besteht aus dem Halswirbelsäulenbereich (Cervix = lat. für Hals), dem Brustwirbelsäulenbereich (Thorax = lat. für Brust) und dem Lendenwirbelsäulenbereich (Lumbus = lat. für Lende). Zusätzlich kommen noch das Kreuzbein (die Kreuzwirbel sind im Laufe der Entwicklung des Menschen miteinander verschmolzen) und das Steißbein (Überbleibsel der Schwanzwirbel der Wirbeltiere) dazu.

Die Wirbelsäule weist eine Doppel-S-Form auf. Man unterscheidet die Halslordose (Krümmung der Wirbelsäule nach vorne), die Brustkyphose (Krümmung der Wirbelsäule nach hinten), die Lendenlordose (Krümmung der Wirbelsäule nach vorne) sowie die Kreuzbeinkyphose (Krümmung der Wirbelsäule nach hinten).

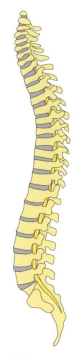

© marilega

Abb. 1: Wirbelsäule

Lendenwirbelsäule

In unserem Buch geht es um Verletzungen und Erkrankungen im Bereich der Lendenwirbelsäule (Vertebra lumbalis) – kurz LWS genannt. Die LWS besteht, wie schon auf der vorherigen Seite beschrieben, aus 5 Lendenwirbeln, die mit Bandscheiben (Discus intervertebralis) miteinander verbunden sind. Die einzelnen Wirbel sind mit je 2 Gelenkfortsätzen zum oberen Nachbarwirbel (Processus articularis superior) und zwei Gelenkfortsätzen zum unteren Nachbarwirbel (Processus articularis inferior) verbunden. Sie werden von einer Gelenkkapsel zusammengehalten und sind echte Gelenke (Diarthrosen). Sie steuern die Bewegung der Wirbelsäule, begrenzen die Extensionsmöglichkeit (Streckung) und nehmen Druckkräfte auf. Außerdem stabilisieren sie die Wirbelsäule. Die Facettengelenke werden durch Be- und Entlastung über die Gelenkkapsel ernährt, die die wichtige Gelenkschmiere produziert. Bei fehlender Belastung (z. B. bei Inaktivität oder Bewegungsmangel) oder Dauerdruck (ständige Hyperextension/ Hyperlordosierung, wie sie z. B. häufig im Leistungssport oder durch Fehlbelastung vorkommt) degeneriert der hyaline Knorpel (Gelenkknorpel) und es kann zur Arthrose und den damit verbundenen Schmerzen kommen.

Die in den Facettengelenken befindlichen Schmerzfühler (auch Nozizeptoren genannt) können bei degenerativen Veränderungen der Bandscheibe aktiviert werden und dadurch Schmerzauslöser sein.

Im LWS-Bereich sind hauptsächlich Extensions- (Streckung) und Flexionsbewegungen (Beugung) durchführbar, die Lateralflexion (Seitneigung) und Rotation sind dort stark eingeschränkt.

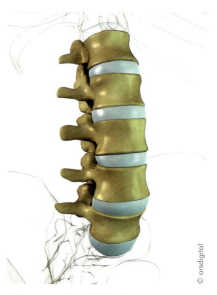

© arsdigital

Abb. 2: Lendenwirbelsäule

Die LWS wird durch starke Bänder passiv und durch eine Vielzahl an Muskeln aktiv gesichert. Deswegen ist es sehr wichtig, vor allem die Muskulatur, die die Wirbelsäule sichert, optimal zu kräftigen. Die Lendenwirbelkörper sind größer als alle anderen Wirbel, da sie die größte Last tragen müssen. Seitlich treten Spinalnerven aus den Wirbellöchern, die die Hüft- und Beinmuskeln mit Befehlen versorgen. Oft kommt es durch eine Irritation dieser Spinalnerven zu einer eingeschränkten Signalweiterleitung an die Hüft- und Beinmuskulatur oder zu einem kompletten Ausfall dieser Muskulatur. Genaueres wird weiter hinten im Kapitel Krankheitsbilder beschrieben.

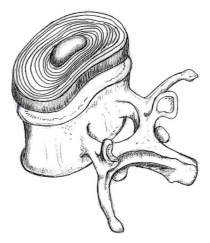

Abb. 3: Bandscheibe

Bandscheiben

Die zwischen den Wirbeln liegende Zwischenwirbelscheibe (Discus intervertebralis bzw. Bandscheibe) dient als Pufferung bzw. Federung bei Stößen. Die Bandscheiben machen die Wirbelsäule beweglich und halten den Abstand zwischen den Wirbeln. Sie bestehen aus einem innenliegenden Gallertkern (Nucleus pulposus) und lamellenartig angelegten Faserringen (Anulus fibrosus), die in einem bestimmten Winkel diagonal verlaufen, um Rotationen zu stabilisieren sowie den Kern in seiner Position zu fixieren. Die Bandscheibe ist im gesunden Zustand extrem belastbar. Die Anordnung der Lamellen dient wegen ihrer hohen Belastbarkeit den Ingenieuren bei der Formel 1 als Vorlage für die perfekte Reifenentwicklung.

Über vertebrale Endplatten stehen die Bandscheiben in enger Verbindung zu den Wirbelkörpern.

Der Aufbau der Bandscheibe ist mit dem 20.–22. Lebensjahr abgeschlossen. Die Bandscheibe zeigt danach schon erste degenerative Veränderungen (Genaueres wird bei den einzelnen Krankheitsbildern weiter hinten im Buch erklärt).

Der Gallertkern besteht aus einer gallertartigen Masse, deren Wassergehalt bei Jugendlichen noch 88 % beträgt. Der Kern und der Faserring sind noch deutlich voneinander getrennt. Im Laufe des Lebens verliert er immer mehr seine Wasserbindungsfähigkeit und Kern und Faserring verschmelzen immer mehr miteinander. Der Kern ist gefäß- und nervenfrei. Der Faserring besitzt vor allem im äußeren Bereich eine reichhaltige Nervenversorgung und kann dadurch schmerzauslösend wirken. Die Bandscheibe lebt von Belastung und Entlastung. Sie ist hydrophil, d. h. sie zieht Wasser aus ihrer Umgebung bei Entlastung (aus den benachbarten Wirbelkörpern) an und gibt es bei Belastung wieder an die Wirbelkörper ab. Dort wird die Flüssigkeit mit Nährstoffen (Eiweiß, Natrium, Kohlenhydrate, Calcium) angereichert. Daher ist es sehr von Vorteil, auf eine ausgewogene Ernährung zu achten (detaillierte Infos stehen weiter hinten im Buch unter Ernährungstipps bei Wirbelsäulenproblemen). Durch die Wasseraufnahme erhöht sich die Spannung in der Bandscheibe, der Abstand zwischen den Wirbeln kann besser gehalten und Druckbelastungen besser aufgenommen werden. Daher ist eine ausreichende Flüssigkeitsaufnahme im Alltag sinnvoll.

Längere Immobilisation schadet der Bandscheibe, sie wird schlechter ernährt und ihre Grundsubstanz wird schlechter erneuert. Dies fördert degenerative Prozesse. Längerer Dauerdruck schadet ihr ebenfalls, es findet keine Ernährung mehr statt. Die Folge ist eine schnelle Degeneration der Bandscheibe.

Das Verhalten der Bandscheibe bei Bewegung

Der Nucleus pulposus ist relativ fest und verlagert sich immer in Richtung des geringsten Widerstandes.

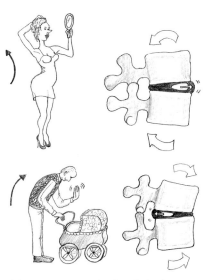

Abb. 4: Bewegung der Bandscheiben

Bei einer Extension wandert er nach vorne (ventral), bei einer Flexion nach hinten (dorsal), bei einer Seitneigung (Lateralflexion) zur gegenüberliegenden Seite.

Der Nucleus pulposus ist somit in der Lage, im Laufe der Zeit den Anulus fibrosus zu zermürben und von innen heraus zu zerstören. Gelingt ihm dies, kann er austreten und auf die Spinalnerven oder das Rückenmark drücken (dies führt zu einer Nervenirritation und oft zu Schmerzen).

Die Ernährung der Bandscheibe

Die Bandscheibe lebt von der Bewegung. Bei Entlastung nimmt sie Flüssigkeit aus der Umgebung auf, saugt sich voll und wird prall. Bei Belastung gibt sie Flüssigkeit ab und wird ausgepresst. Ohne den ständigen Wechsel von Be- und Entlastung geht die Bandscheibe zugrunde. Aus diesem Grund ist sowohl eine regelmäßige Belastung als auch die geeignete Entlastung für eine gut versorgte Bandscheibe sinnvoll.

Tipp für eine bessere Versorgung der Bandscheiben

Hier beschreiben wir hilfreiche Tipps, wie die Versorgung der Bandscheiben verbessert und die Belastung auf den Rücken vermindert werden kann:

▶ **Regelmäßig Entlastungslagerungen einnehmen**
Genauere Infos zu geeigneten Entlastungslagerungen erhalten Sie weiter hinten im Buch.

▶ **Regelmäßige Minipausen einlegen**
Eine bis zwei Minuten pro Stunde vom Arbeitsplatz aufstehen und sich bewegen. Dies lässt sich gut mit dem Telefonieren verbinden.

▶ **Sich bewegen und Sport treiben**
Sich viel bewegen und einen Sport treiben, bei dem die Bandscheibe ihren Pumpmechanismus beibehält. Ausdauertraining an der frischen Luft ist hierfür sehr sinnvoll.

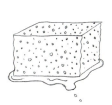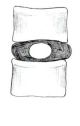

Abb. 5: Ernährung der Bandscheibe

- **Regelmäßiges Training für den M. psoas durchführen**

  Der M. psoas (Bestandteil des Hüftbeugers) sollte regelmäßig gut im Stoffwechselbereich bewegt werden, da er von der Lendenbandscheibe kommt und dadurch die Ernährung der Bandscheibe fördert. Um den Hüftbeuger im Stoffwechselbereich zu bewegen, sich auf den Boden legen und Luftfahrrad fahren (detaillierte Infos erhalten Sie im Bereich Stoffwechseltraining).

- **Regelmäßiges Grundlagen-ausdauertraining durchführen (siehe Kapitel Ausdauer)**

  Die Durchführung eines regelmäßigen Grundlagenausdauertrainings verbessert die Durchblutung und Versorgung in und um die Bandscheibe.

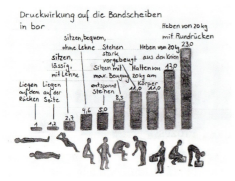

Abb. 6: Druckwirkung auf die Bandscheibe

Druckbelastung der Bandscheibe nach Wilke

Hier erhalten Sie eine Übersicht der verschiedenen Druckbelastungen auf die Bandscheibe.

Fazit der Druckmessungen:
- Liegen entlastet die Bandscheibe, egal wie man liegt.
- Sitzen mit Lehne bedeutet eine sehr geringe Bandscheiben-Belastung, in dieser Position wird weder Flüssigkeit abgegeben noch aufgenommen.
- Sitzen und Stehen sind hinsichtlich der Belastung fast identisch.
- Jedes Vorbeugen erhöht den Druck enorm.
- Zusatzgewichte (z. B. Sprudelkiste) erhöhen den Druck ebenfalls erheblich.
- Ein Vorbeugen mit gleichzeitiger Rotation in der Wirbelsäule vermeiden. Diese Kombination kann sich sehr negativ auf die Bandscheibe auswirken.

1.2 Beschreibung der Krankheitsbilder

Degenerative Erkrankungen

Wirbelsäulendegeneration bedeutet eine Abweichung von der Norm im Sinne einer Verschlechterung in der

Leistungsfähigkeit und dem Erscheinungsbild. Charakteristische degenerative Veränderungen wären die Verschmälerung der Bandscheibe, einhergehend mit kleinen Rissen (Chondrose oder Diskose) und Randzackenbildungen (Osteochondrose) bis zur kompletten Spangenbildung über zwei Wirbel (Spondylose). Dabei kann eine Einengung des Wirbelkanals die Folge sein (Spinalkanalstenose) oder Abnutzungen an den Wirbelgelenken (Facettengelenksarthrose). Diese Degenerationen sind noch keine Krankheitsbilder an sich, bergen aber ein großes Krankheitspotenzial in sich. Ausreichende und angemessene Bewegung und eine optimale Ernährung kann das Fortschreiten dieser Degeneration deutlich vermindern!

Chondrose/Diskose

Dies sind Zermürbungserscheinungen der Bandscheibe. Dadurch kommt es zu Quelldruckverlust und Rissbildungen. Die Folge ist eine Höhenabnahme der Bandscheiben. Das Bewegungssegment wird mobiler, da die Bänder sich annähern, die meist untrainierten Muskeln versuchen dies auszugleichen, indem sie sich stark verkrampfen, um der übermäßigen Mobilität entgegenzuwirken (die Muskeln werden „passiv hyperton", d.h. ihnen fehlt die Kraft und sie sind dadurch dauerverkrampft). Diese Muskeln sollten sowohl gekräftigt als auch gedehnt werden. Begünstigt werden die degenerativen Vorgänge durch die statischen Belastungen im Alltag (vieles Stehen oder Sitzen ohne Unterbrechung), Vibrationsbelastungen im Alltag wie z. B. beim Autofahren bei Berufskraftfahrern oder Gabelstaplerfahrern, häufiges Anheben schwerer Gegenstände oder das Bewegen von Patienten, Bewegungsmangel oder auch Rauchen. Am häufigsten betroffen sind die Lendenwirbelsäule und die stark belasteten Abschnitte der unteren Halswirbelsäule. Die mit Substraten und Energie unzureichend versorgten Fibroblasten (im Bindegewebe vorkommende Zellen) bilden Fasern und Grundsubstanz von schlechterer Qualität. Im weiteren Verlauf stellt sich ein immer größerer Qualitätsverlust des Bandscheibengewebes ein. Jenseits des 30. Lebensjahres gibt es fast keine Wirbelsäule mehr, die nicht solche degenerativen Prozesse aufweist (vgl. von Strempel Seite 326–327).

Handelt es sich um eine altersbedingte Chondrose/Diskose, ist die

Grundsubstanz noch immer in der Lage, ihre Pufferfunktion zu erfüllen, und ist recht gut belastbar. Handelt es sich um eine pathologische Chondrose/Diskose, findet man meist anfangs Frakturen im subchondralen (den Knorpel tragenden) Knochen. Dies fördert Einblutungen in den Bandscheibenraum, die zu einer Autoimmunreaktion und zum Absterben der Bandscheibenzellen führen. Der Druck kann nicht mehr vom Gallertkern, sondern muss nun vom Anulus fibrosus aufgenommen werden. Die Lamellen kollabieren dann nach medial (innen), die Bandscheibe bricht zusammen. Ihre Pufferfunktion geht immer mehr verloren und sie verliert ihre Wasserbindungsfähigkeit. Die Folge davon ist,

Zustand der Bandscheibe	Flüssigkeitsverlust in %
gesund	12 %
gealtert	15–20 %
moderat degeneriert	25 %
ausgeprägt degeneriert	80 %

vgl. Diemer/Sutor, Seite 122

dass die Bandscheibe Belastungen weniger kompensieren kann.

Im weiteren Verlauf werden die Grund- und Deckplatten starken Belastungen ausgesetzt, was sie mit einer verstärkten Sklerosierung beantworten (die Grund- und Deckplatten verstärken sich, um dem Druck besser Stand zu halten). Außerdem beginnen sich Randwulste zu bilden, um die Druckbelastung zu mindern. Dabei kommt es zu ei-

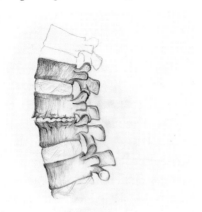

Abb. 7: Chondrose/Diskose

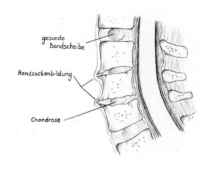

Abb. 8: Querschnitt der Wirbelsäule mit Krankheitsbildern

ner weiteren Verstärkung der Mobilität der Segmente, die wiederum durch ein extremes Verspannen der Muskulatur (z. B. M. erector spinae) beantwortet wird. Es entstehen immer mehr Keilwirbel, was zu einer verstärkten Kyphosierung führt, meist kombiniert mit einer Hypolordose im LWS-Bereich – es entsteht ein Totalrundrücken (Hypolordose plus Hyperkyphose).

Die Spondylose ist durch knöcherne Ausziehungen an den Wirbelkanten gekennzeichnet. Die Randwulste werden immer größer, ziehen erst nach horizontal und dann nach vertikal. Dabei wird das vordere Längsband erfasst, es kann zur kompletten Verknöcherung zweier Wirbel kommen.

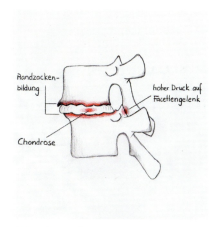

Abb. 9: Spondylose

Zusammenfassung:

Betroffener Bereich	Krankheitsbild
Bandscheibe	Chondrose/Diskose
Wirbel	Osteochondrose Spondylose
Wirbelkanal	degenerative Wirbelkanalstenose
Wirbelgelenke	Facettengelenksarthrose

Lumbalgie/Hexenschuss

Während dieses degenerativen Prozesses kann es jederzeit zu einem einschießenden Schmerz kommen, dem Hexenschuss. Dabei verkrampft sich die Muskulatur im Lendenbereich blitzschnell, um weitere Schädigungen zu verhindern. Dies ist eigentlich eine Schutzmaßnahme des Körpers. Meistens handelt es sich um ein Bandscheibenproblem, es können aber auch andere Strukturen betroffen bzw. Auslöser sein.

Der Hexenschuss ist ein ernst zu nehmender Warnschuss, spätestens jetzt sollte mit einer geeigneten **aktiven** Maßnahme begonnen werden. Symptome des Hexenschusses sind die Einnahme einer Schonhaltung in Beugestellung, eine starke Bewegungseinschränkung, eine kontrakte, extrem verspannte lumbale Muskulatur und Schmerzen, meist lokal auf den LWS-Bereich beschränkt, evtl. leicht ausstrahlend bis zu den Knien. Eine Spritze vom Arzt kann Abhilfe schaffen. Danach sollte aber schnellstmöglich mit der Stabilisierung der Wirbelsäule durch geeignete Übungen begonnen werden. Bei der leichteren Variante des Hexenschusses ist ein Stoffwechseltraining zur Lockerung und Durchblutung der verkrampften Muskulatur hilfreich. Dies lindert sofort die Schmerzen. Auch Wärme kann hierbei helfen.

Neurologische Erkrankungen

Im weiteren Verlauf der Diskose und Osteochondrose kann sich das Bandscheibengewebe immer mehr in die Risse verlagern und den Anulus fibrosus nach dorsal (hinten) oder dorso-lateral (hinten-seitlich) „vortreiben" (Protrusion bzw. Bandscheibenvorwölbung), anfangs noch mehr im Inneren der Bandscheibe, später bis zum Rand der Bandscheibe. Tritt das Bandschei-

bengewebe komplett aus, spricht man von einer Extrusion (Bandscheibenvorfall), wobei das Gewebe meist lateral austritt, da dort das hintere Längsband nicht stabilisierend wirkt und genügend Freiraum für einen Austritt besteht. Mediale Extrusionen treten weniger häufig auf. Wird das Bandscheibengewebe abgetrennt, spricht man von einer sequestrierten Extrusion (auch als Sequester bezeichnet). Das abgetrennte Bandscheibengewebe befindet sich nun frei im Rückenmarkskanal und kann z. T. diffuse (verstreute) Schmerzen hervorrufen.

Symptome einer neurologischen Erkrankung sind Taubheitsgefühl, Sensibilitätsstörungen, verhärtete Muskulatur im LWS-Bereich, Schonhaltung in Flexionsstellung, Bewegungseinschränkung und ausstrahlende Schmerzen bis ins Bein (je nachdem, welcher Nerv im Rücken betroffen ist).

Der Prolaps unterteilt sich in drei Bereiche:

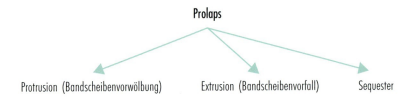

Prolaps

Protrusion (Bandscheibenvorwölbung) Extrusion (Bandscheibenvorfall) Sequester

Die Diagnose erfolgt durch einen guten Arzt über MRT (Magnetresonanztomographie), Sensibilitätstests, Röntgenbilder zum Abklären von knöchernen Strukturen und eine genaue Anamnese. Begnügen Sie sich nicht gleich mit der Diagnose der ersten Untersuchung, sondern holen Sie sich bei Bedarf eine zweite Diagnose ein.

Degenerative Veränderungen sind unspezifische Rückenschmerzen, die genaue Ursache der Schmerzen ist nicht bekannt. Neurologische Krankheitsbilder sind spezifische Schmerzen, die eine genau lokalisierbare Ursache haben. Die wenigsten neurologischen Beschwerden müssen operiert werden. Nur 5 % aller Bandscheibenvorfälle werden operiert, 95 % werden konservativ behandelt, die meisten Beschwerden verschwinden sogar ohne Intervention (Eingriff) wieder.

Oberstes Gebot bei einer Rückenverletzung: Ruhe bewahren und eine schnellstmögliche Rückkehr zu alltäglichen Belastungen durch die aktive Bewegungstherapie versuchen.

1.3 Wann ist eine Operation sinnvoll?

Die meisten Bandscheibenvorfälle müssen nicht operiert werden. Die Schmerzen verschwinden nach einer bestimmten Zeit von alleine wieder. Momentan werden ca. 5 % der Bandscheibenvorfälle operiert, wobei diese Zahl wahrscheinlich noch reduziert werden könnte. Tipp: Sollte der Arzt eine Operation vorschlagen, würden wir das Einholen einer zweiten Meinung empfehlen, bevor einer Operation zugestimmt wird.

Nach einer Operation muss ca. 9–10 Wochen gewartet werden, bevor eine richtige Belastung wieder möglich ist (vgl. auch das Manual der KddR „Konföderation der deutschen Rückenschulen" 2011). Der Kunde sollte alltagstauglich sein und mindestens 30 Minuten an einem Sportprogramm teilnehmen können. Die ersten 9–10 Wochen nach einer Operation sollte geeignete Physiotherapie durchgeführt werden. In dieser Zeit ist eine optimale Versorgung mit Nährstoffen sinnvoll, um die Regeneration zu beschleunigen. Ausreichende Versorgung mit Omega-3-Fettsäuren (Entzündungshemmer), Vitamin E

(Zellbildung), Vitamin C (Immunabwehr und Aufbau von kollagenem Bindegewebe) und Zink (Zellwachstum und Immunsystem) ist angeraten. Es sollte darauf geachtet werden, dass diese Bestandteile durch natürliche Lebensmittel aufgenommen werden. Sollte die Ernährung sehr einseitig und unzureichend sein, dann können Nahrungsergänzungsmittel in Ausnahmen verwendet werden. Dies sollte aber nicht zur Gewohnheit werden. Hier ist es wichtig, dass die Qualität und die Bioverfügbarkeit (Aufnahmemöglichkeit von Nährstoffen durch den Körper) optimal sind.

„Drohmedizin – Frohmedizin": Entscheidend für den Erfolg einer Therapie ist die Kognition (Einstellung und Beurteilung der Schmerzen) des Patienten. Wie ist seine Einstellung hinsichtlich Bewegung und Aktivität? Eine wichtige Aufgabe des Betreuers besteht deshalb darin, von der sogenannten Drohmedizin wegzukommen („Ist das schlimm!", „Das ist ja eine Katastrophe!" usw.) und zur „Frohmedizin" umzuschalten („Davon geht die Welt nicht unter", „Die Wirbelsäule ist stark", „Der Rücken hält das aus", „Das ist wie Falten bekommen", „Das wird schon wie-

der"). Der Kunde muss langfristig motiviert werden und sein „Angst-Vermeidungsverhalten" ablegen und dem Rückenschmerz aktiv entgegentreten (siehe hier auch das Kapitel Psychosomatik). Die Salutogenese (Gesundheitsentstehung) spielt dabei die entscheidende Rolle, der Kunde muss den „Quell für seine Gesundheit" durch den Trainer entdecken. Dabei spielt es keine Rolle, ob der Kunde in Gruppenkurse wie Aerobic oder Pilates geht, ins Yoga oder zum Walken, Krafttraining betreibt oder an der Wirbelsäulengymnastik teilnimmt – das Bewegungsprogramm muss ihm entsprechen und es muss ihm Spaß machen. Wenn das nicht gelingt, besteht die Gefahr, dass nach kurzer Zeit das Bewegungsprogramm wieder abgebrochen wird.

1.4 Rückenschmerzen

Im Allgemeinen wird heute unterschieden zwischen spezifischen und unspezifischen Schmerzen. Spezifische Schmerzen haben eine klar diagnostizierbare Ursache, z. B. eine Extrusion, eine Spondylolisthesis (Wirbelgleiten) oder eine Osteoporose (Knochenschwund), während unspezifische Schmerzen keine genaue Diagnose haben. 15 % der Rückenschmerzen sind spezifisch, 85 % unspezifisch. Risikofaktoren für rezidivierende (wiederkehrende) oder chronifizierende Rückenschmerzen sind (aus: K. Pfeiffer, Rückengesundheit):

Risikofaktorstatus wahrscheinlich	Risikofaktorstatus unwahrscheinlich
Soziale Einflussfaktoren	
– Schichtzugehörigkeit: Zusammenhang mit Ausfallzeiten am Arbeitsplatz wegen Rückenschmerzen – Ausbildungsniveau (geht in Schichtindex mit ein)	– kultureller Hintergrund (Status unklar) – familiärer und sozialer Rückhalt (Studienergebnisse unklar) – Arbeitslosigkeit (ggf. Zusammenhang mit Leistungsinanspruchnahme)
Psychologische Einflussfaktoren	
– Depression/Depressivität – psychische Beeinträchtigung/„Distress" – Furchtvermeidungsdenken, Katastrophisierung – sexueller und körperlicher Missbrauch	– Intelligenz und Persönlichkeitsmerkmale (Schmerzpersönlichkeit)
Individuelle biologische und verhaltensabhängige Merkmale	
– vorangegangene Episoden von Rückenschmerzen – beeinträchtigende Komorbidität (Begleiterkrankung) – Rauchen	– Alter, Geschlecht, Körpergröße (Studienergebnisse unklar)
Arbeitsplatzbezogene Merkmale	
– Ganzkörpervibration – Bücken und Drehen – Material- und Patientenbewegung: Heben, Tragen, Schieben, Ziehen – psychosoziale Arbeitsplatzbelastungen (Arbeitsunzufriedenheit, soziale Unterstützung am Arbeitsplatz)	
Physiologische Einflussgrößen: Kraft, Haltung, Topographie	
	– körperliche Fitness (Studienergebnisse unklar) – Rumpfmuskelkraft (Studienergebnisse unklar) – Beweglichkeit der Wirbelsäule (Studienergebnisse unklar) – sitzende Körperhaltung während der Berufsausübung – Auffälligkeiten in der 3D-Darstellung der Rückenoberfläche

Um primärpräventiv, sekundärpräventiv oder tertiärpräventiv Rückenschmerzen vorzubeugen oder zu behandeln, muss man diese Risikofaktoren mit einbeziehen.

Die Übersicht von Lühmann (Universität Lübeck, KddR-Manual) über die Wirksamkeit der präventiven Interventionen (zuvorkommende Eingriffe) zeigt auch, dass Bewegung ein wichtiger Baustein in der Prävention bzw. Therapie von Rückenschmerzen darstellt und es ohne Bewegung nicht funktioniert. Allerdings darf man den Einfluss der Bewegungsprogramme auch nicht überbewerten. Alle Studien zeigen, dass es nicht auf die Art der Bewegung ankommt, sondern dass das Bewegungsprogramm dem Kunden entspricht (Yoga, Pilates, Walking usw. sind nicht für jeden geeignet, auch wenn uns die jeweiligen Trainer davon überzeugen wollen. Nur wenn der Kunde einen positiven Zugang zu der gewählten Sportart hat, kann sie langfristig zum Erfolg führen und zu einer dauerhaften Motivation).

Tipp: Der Kunde sollte sich eine Sportart aussuchen, die er mit Freude langfristig betreiben will.

Meist handelt es sich bei Rückenschmerzen um akute Schmerzen, die nach wenigen Tagen oder Wochen von allein wieder verschwinden. Von chronischen Schmerzen spricht man, wenn die Schmerzen andauernd über 6 Monate vorhanden sind, meist mit Funktionseinschränkung. Dies gilt es durch präventive Intervention zu vermeiden.

Eine negative Auswirkung von Rückenschmerzen auf die Muskulatur ist die sogenannte Verfettung der Muskulatur, die Inaktivität und eine geringere Belastbarkeit des Körpers zur Folge hat. Zusätzlich entsteht oft eine extrem hypertone Muskulatur im Bereich von M. erector spinae, M. iliopsoas und M. piriformis. Um dem entgegenzuwirken, wäre die Durchführung eines regelmäßigen Stoffwechseltrainings sinnvoll.

Alle relevanten empirischen Untersuchungen (vgl. Lühmann, Universität Lübeck, KddR-Manual) zeigen, dass nur die Kombination von Kognitionsveränderung (Erkenntnis) und individuell zugeschnittenem Bewegungsprogramm bei den Kunden/Patienten zum Erfolg führt.

2 Training der Wirbelsäule

2.1 Krafttrainingsempfehlungen

Um die Wirbelsäule zu stabilisieren, ist es sinnvoll, folgende Muskeln zu trainieren:

- ▶ lokale Stabilisatoren: (siehe S. 25) Beckenboden, m. transversus abdominis, mm. Multifidii, mm. Rotatores, m. psoas, m.quadratus lumborum, Zwerchfell
- ▶ globale Stabilisatoren: (siehe S. 26) m. externus und internus abdominis, rectus abdominis, oberflächliche Schicht des m. erector spinae
- ▶ m. gluteus maximus, m. latissimus dorsi (siehe S. 26)
- ▶ komplette Streckerschlinge
- ▶ Rhomboideen, m. trapezius pars transversa

Die Grundlagen des Krafttrainings wurden bereits im Betreuungshandbuch Knie, das ebenfalls im Verlag Health and Beauty Business Media erschienen ist, ausführlich erklärt. Wir konzentrieren uns jetzt auf die speziellen Krafttrainingsarten für die Wirbelsäule. Anfangs sollte beim Training der Wirbelsäule mit der Kraftausdauer bei 40 Wiederholungen begonnen werden. Dann kann, je nach Verlauf, die Wiederholungszahl gesenkt werden, um sich so langsam an das Hypertrophietraining heranzutasten.

Sinnvolles Einstiegstraining: 40–20 Wiederholungen, 2–3 Sätze, 1 Minute Pause zwischen den Sätzen. 2 Sekunden konzentrische Belastung – 1 Sekunde isometrische Belastung – 4 Sekunden exzentrische Belastung pro Wiederholung (2 – 1 – 4)

Ziele:

- ▶ verbesserte Nährstoffversorgung
- ▶ Gewöhnung des Kunden an die Belastung
- ▶ biopositive Adaptionen des passiven Bewegungsapparates
- ▶ Rekrutierung vorwiegend von Slow-Twitch-Fasern (langsam zuckende Fasern)

Dieses Kraftausdauertraining ist angenehm für die Psyche und verbessert die Belastbarkeit des Kunden. Zusätzlich wird der Kunde an das Training gewöhnt. Dadurch wird ein Angstvermeidungsverhalten vermieden und ein positives Erlebnis vermittelt.

Nach einiger Zeit könnte das Training so verändert werden:
20–12 Wiederholungen, 2–4 Sätze, 1–2 Minuten Pause zwischen den Sätzen. 2–1–4 Sekunden pro Wiederholung (siehe Kraftausdauer).

Ziele:
▶ leichter Hypertrophieeffekt (Aufbau der Muskulatur)
▶ Adaption des passiven Bewegungsapparates
▶ Rekrutierung von ST-Fasern (langsam zuckende Fasern) und FT-Fasern (schnell zuckende Fasern)
▶ Gewöhnung an höhere Belastungen
▶ Wenn es die Belastbarkeit des Kunden zulässt, langsam die Wiederholungen von 20 auf 12 verändern. Dadurch erhöht sich das Gewicht immer leicht.

Danach kann der Kunde folgendermaßen trainieren:
12–8 Wiederholungen, 2–5 Sätze, 2–3 Minuten Pause. 2–1–4 Sekunden pro Wiederholung.

Ziele:
▶ optimales Muskelwachstum
▶ Adaptionen des passiven Bewegungsapparates

▶ perfekte Adaption der Knochendichte
▶ Rekrutierung von ST- und FT-Fasern

Die folgende Trainingsart ist nur mit Trainer oder unter Trainingsbetreuung empfehlenswert:
In einen höheren Belastungsbereich sollte man nur gehen, wenn der Kunde während der gesamten Übungen kontrolliert wird. Dies ist in den meisten Studios nicht gegeben. Im Personal Fitness Training kann je nach Verlauf und individuellen Verhältnissen auch ein IK-Training mit 1–5 Wiederholungen, 3–5 Sätzen, 4–5 Minuten Pause und schnellem Tempo gearbeitet werden. Diese Entscheidung sollte der Personal Fitness Trainer bewusst abwägen.

Ziel bei dieser Art von Training ist:
▶ synchrone Rekrutierung möglichst aller Muskelfasern (ST-, FT- und FTO-Fasern)
▶ Maximalkraftkick

Generell gilt, anfangs mit geführten Übungen zu beginnen. Diese sind leicht zu koordinieren und leicht zu stabilisieren. Arbeiten Sie zusätzlich mit Schlingenübungen (Kreuzheben, Beinpresse, Ausfallschritt, Latziehen in den Nacken) und Kettenübungen (dorsale, ventrale, laterale Kette). Die Übungen sind besonders alltagsrelevant und trainieren viele Muskeln auf einmal. Dies spart Zeit und fördert das optimale Zusammenspiel aller an einer Bewegung beteiligten Muskeln (intermuskuläre Koordination) für den Alltag. Für ältere Anfänger sollten nur 4–6 Übungen gewählt werden, um die Kunden weder körperlich noch konzentrationsmäßig zu überfordern.

Beispiel eines Trainingsplans im Fitnessstudio: Anfängerin, 55 Jahre, keine Geräteerfahrung, Hyperlordose, Nackenverspannungen, trainiert 2 Trainingseinheiten pro Woche

Warm-up: 10 Minuten auf dem Crosstrainer (Ganzkörpererwärmung), Mobilisation der Wirbelsäule (Rotation, Lateralflexion), Dehnung der wichtigsten Muskeln (richtet sich nach dem Ergebnis der Muskelfunktionstests)

Hauptteil:

Übung	Muskulatur	Begründung
Latziehen in den Nacken	– M. latissimus dorsi – M. trapezius pars ascendens – Armbeuger	– Latissimus stabilisiert über die Fascia thoracolumbalis die LWS – Latissimus wird beim Anheben von schweren Gegenständen benötigt – Thorax wird geöffnet – Wirbelsäule wird nach oben gezogen
Rhomboideus-Maschine	– Rhomboideen – M. trapezius pars transversa – M. deltoideus pars spinalis (hinterer Teil)	– Thoraxöffnung – Stabilisierung Rücken
Crunch mit dem Abroller oder dem Bauchgerät (aufpassen bei Bandscheibenvorfall nach hinten. Dieser kann dadurch verstärkt werden).	– M. rectus abdominis – M. obliquus externus und internus abdominis – M. transversus abdominis – Beckenboden	– LWS wird gegen den Boden gepresst (gut bei Hyperlordose) – Entlastung der HWS – gibt gutes Gefühl für den Bauch

Übung	Muskulatur	Begründung
Lateralflexion mit Kurzhantel	– M. obliquus externus und internus abdominis – M. quadratus lumborum – M. erector spinae – M. rectus abdominis – M. transversus abdominis	– alle wichtigen Stabilisatoren werden trainiert – alltagsrelevant (z. B. Taschen tragen)
Kreuzheben mit Stange vor dem Körper	– M. erector spinae – M. latissimus dorsi – Streckerschlinge	– komplette Beinmuskulatur – alltagsrelevant (Treppensteigen, Anheben schwerer Gegenstände) – leicht zu stabilisieren bei einer Hyperlordose
Beinbeugen sitzend	– Ischios	– richten das Becken auf (gegen Hyperlordose)

Zusätzlich sind das Einbauen der Beckenschaukel und das Schulterheben als Stoffwechseltraining in den Satzpausen sinnvoll. Führen Sie 2–3 Sätze mit anfangs ca. 40 Wiederholungen durch. Im weiteren Verlauf werden die Gewichte leicht erhöht und die Wiederholungen reduziert.

Cool-down: 20–30 Minuten Crosstrainer, Pulswerte im unteren Grundlagenausdauer-I-Bereich (50–60 % der Karvonenformel oder 60–65 % der maximalen Herzfrequenz, siehe auch Ausdauertraining).

Evtl. ist ein Saunadurchgang oder Entspannung im Anschluss sinnvoll.

2.2 Übungsreihe 1 für die Wirbelsäulenstabilität

Training der lokalen und der globalen Stabilisatoren

Seit Jahren hat das Rumpf- bzw. das Stabilisationstraining in der medizinischen Trainingstherapie sowie in der Prävention seinen festen Platz. Es wird allgemein unterschieden zwischen lokalen und globalen Stabilisatoren. Je nach Autor werden diese leicht unterschiedlich zugeordnet. In Anlehnung an das Buch von Hape Meier (siehe S. 39) entscheiden wir uns für die folgende Einteilung.

Lokale Stabilisatoren

Zuerst beschäftigen wir uns mit dem Training der lokalen Stabilisatoren. Dazu gehören:

- ▶ M. transversus abdominis
- ▶ Spinale Muskeln (tiefe Schicht der Mm. multifidi)
- ▶ Mm. rotatores
- ▶ Beckenboden
- ▶ Zwerchfell

Außerdem werden im Buch von Diemer/Sutor (auf Seite 163) noch die hinteren Anteile des M. psoas major und der Mm. quadratus lumborum dazugezählt.

Diese Muskeln und Bestandteile dienen der segmentalen (abschnittsmäßigen) Stabilisation und werden bewegungsunabhängig innerviert, also schon vor der Bewegung (dieses Prinzip wird auch als Feed-forward-Kontrolle bezeichnet). Diese Muskeln liegen drehachsennah. Die lokalen Stabilisatoren verlieren bei chronischen Rückenschmerzen ihr typisches Innervationsmuster und können nicht mehr vor der eigentlichen Bewegung stabilisieren. Dadurch fängt der Körper mit einer Bewegung an, ohne dass der Wirbelsäulenbereich ausreichend stabilisiert wird.

Um diese Muskeln zu trainieren, werden leichte Intensitäten verwendet; es handelt sich um Belastungen im Bereich von unter 25 % der Maximalkraft, einem Bereich, der eigentlich für sensomotorisches Training verwendet wird (eine ausführliche Beschreibung der Maximalkraft finden Sie im ersten Betreuungshandbuch Knie). Es handelt sich dabei um ein konzentratives Training, welches nicht an Bewegung gekoppelt ist. Zuerst sollte das Körpergefühl geschult werden, um dann die lokale Stabilität bei alltäglichen Bewegungen umzusetzen.

Allgemein geht man von der natürlichen, physiologischen Lordose aus. Diese sollte eingenommen und durch die Aktivierung der lokalen Stabilisatoren nicht aufgehoben werden. In Rückenlage mit ausgestreckten Beinen kann die natürliche, schmerzfreie Lordose erfühlt werden. Nun sollen der Bauchnabel leicht nach innen, das Schambein und der Bauchnabel zueinander gezogen werden, ohne dass sich die Lordose verändert (hier kann der Trainer oder Therapeut dies erspüren lassen und auch durch den Einsatz der Hand einen taktilen Reiz geben). Eine leichte Pressatmung aktiviert das Zwerchfell. In dieser Position verweilen und ruhig weiteratmen.

Globale Stabilisatoren

Hierzu zählen die von der Drehachse weiter entfernten Muskeln. Sie stabilisieren und bewegen und werden funktionsabhängig inneviert. Sie sind für große Kraftleistungen und Bewegungen nötig. Zu ihnen gehören der M. obliquus externus und der M. internus abdominis, der M. rectus abdominis und der oberflächliche Teil des lumbalen Rückenstreckers. Die globalen Stabilisatoren sollten erst nach dem Training der lokalen Stabilisatoren gekräftigt werden, da sie ihre stabilisierende Wirkung nur entfalten können, wenn eine lokale Stabilisation gegeben ist.

2.3 Die Fascia thoracolumbalis

Die Fascia thoracolumbalis wird vor allem durch die M.-glutaeus-maximus-M.-latissimus-dorsi-Schlinge, den M. erector spinae (oberflächliche Schicht), den M. transversus abdominis und den M. obliquus internus abdominis sowie den M.

quadratus lumborum verspannt. Sie dienen ebenfalls als stabilisierendes System (vgl. Gottlob, S. 205).

Verspannung der Fascia thoracolumbalis:

- ▶ M. latissimus dorsi und M. glutaeus maximus (diagonal)
- ▶ M. transversus abdominis und M. obliquus internus abdominis (horizontal)
- ▶ M. erector spinae und M. quadratus lumborum (vertikal)

In diesem Zusammenhang gewinnen Übungen für den M. latissimus dorsi und die Streckerschlinge mit Übungen wie Kreuzheben eine im- *(weiter S. 48)*

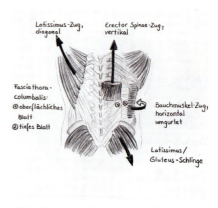

Abb. 10: Fascia thoracolumbalis

Übung für die lokalen Stabilisatoren (zu 2.2)

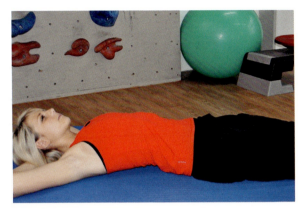

Video 01

Rückenlage

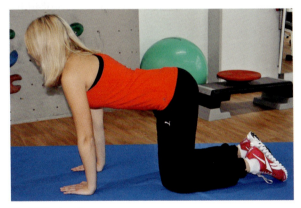

Vierfüßlerstand

Dieselbe Vorgehensweise nun im Vierfüßlerstand anwenden. Fixierte physiologische Lordose einnehmen (seitlich im Spiegel kontrollieren), Bauchnabel nach innen ziehen, Schambein und Bauchnabel leicht zueinander ziehen, ohne die Lordose aufzuheben. Die Spannung spüren, diesen Vorgang mehrmals wiederholen, auch länger halten. Dabei ruhig weiteratmen.

Übung für die lokalen Stabilisatoren im Vierfüßlerstand

(zu 2.2)

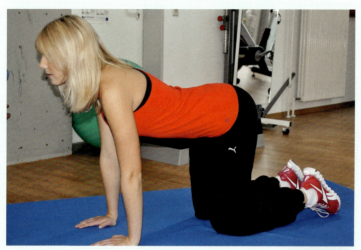

Video 02

Übung für die lokalen Stabilisatoren im Vierfüßlerstand mit langem Hebel (zu 2.2)

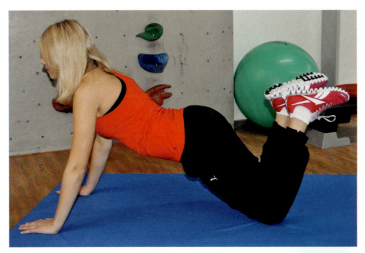

Video 03

Im Folgenden werden die Übungen immer schwieriger, indem man leicht mit den Armen nach vorne geht; dadurch wird der Hebel verlängert. Man ist hinten nur noch auf den Knien (Unterschenkel anheben) und erreicht dadurch eine Extension der Hüfte.

Übung für die lokalen Stabilisatoren mit dem Knie auf einer wackeligen Unterlage (z. B. mit dem Balance Pad oder MFT-Board) (zu 2.2)

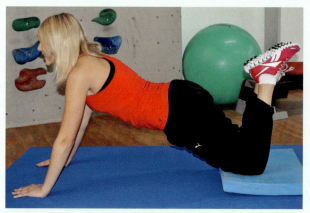

Ansicht 1

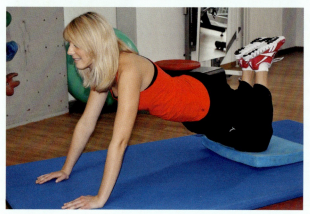

Video 04

Ansicht 2

Übung für die lokalen Stabilisatoren in der ventralen Kette an der Wand (zu 2.2)

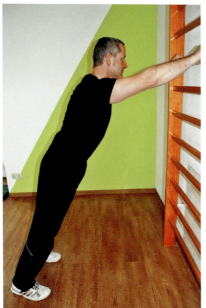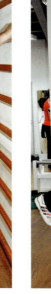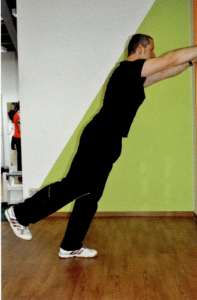

Beidbeinig   Einbeinig

Video 05

Durch diese Übung erzielen Sie eine optimale Aktivierung der lokalen Stabilisatoren. Diese Übung ist vor allem für Senioren oder sehr instabile Menschen umsetzbar. Die Übung kann schwerer gemacht werden, indem nur auf einem Bein gestanden wird.

Übung für die lokalen Stabilisatoren
mit dem großen Ball (Powerball ABS) (zu 2.2)

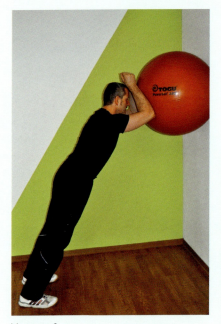

Variante 1

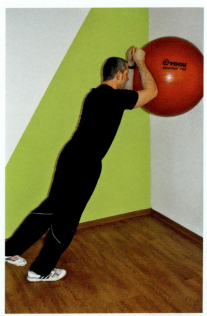

Variante 2

Video 06

Anweisungen für die Übung:

▶ Unterarmstütz auf dem Ball

▶ Stabilisatoren anspannen

▶ den Ball hoch- und runterrollen

Bei der Variante 2 gelten die gleichen Anweisungen wie bei Variante 1, jedoch ist nur ein Bein auf dem Boden!

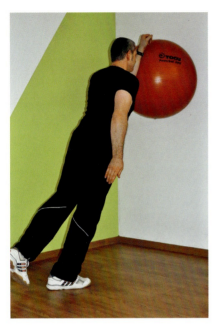

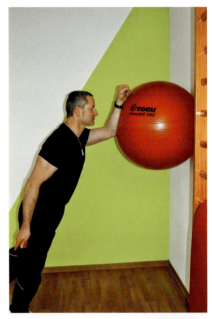

Variante 3
(Gesamtaufnahme)

Variante 3
(Detailaufnahme)

Video 07

Gleiche Anweisung wie bei Variante 2, nur auf einem Unterarm

Übung für die lokalen Stabilisatoren im Vierfüßlerstand

(zu 2.2)

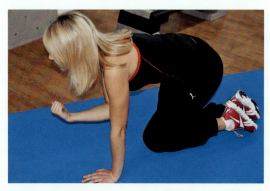

Ausgangsposition

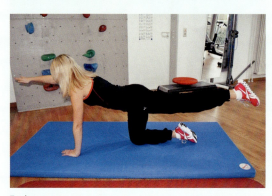

Video 08

Endposition

Anweisungen für die Übung:

▶ Vierfüßlerstand einnehmen

▶ Stabilisatoren anspannen

▶ rechten Arm und linkes Bein zusammenführen und wieder strecken

▶ Becken immer parallel zum Boden halten

Übung für die lokalen Stabilisatoren mit den Händen in den Schlingen oder im TRX (zu 2.2)

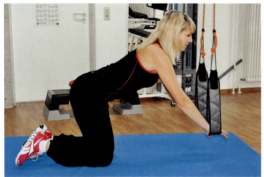

Sind die Bewegungen anfangs langsam, werden sie später zunehmend dynamisch bis sehr schnell durchgeführt, da diese Muskeln vor allem bei schnellen Bewegungen „vorgeschaltet" werden.

Ausgangsposition

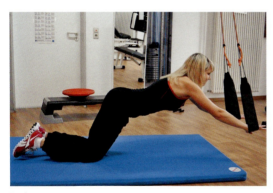

Video 09

Endposition

Anweisungen für die Übung:

▶ Vierfüßlerstand einnehmen

▶ mit den Händen in den Schlingen abstützen

▶ Stabilisatoren anspannen

▶ die Arme bei der Übung vor- und rückführen

Übung für die lokalen Stabilisatoren mit dem Ball (Powerball ABS) (zu 2.2)

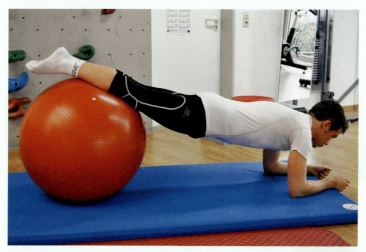

Position

Video 10

Anweisungen für die Übung:

▶ Unterarmstütz auf dem Boden

▶ Beine auf dem Ball

▶ Position 10–15 Sekunden halten

Variation als Aufbau mit einer dynamischen Ausführung mit dem Powerball ABS (zu 2.2)

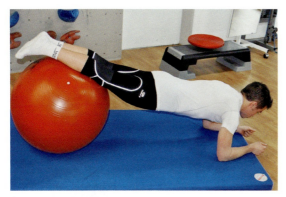

Ausgangsposition

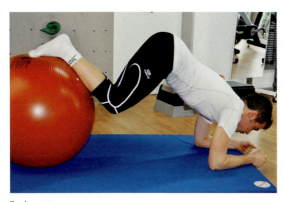

Video 11

Endposition

Anweisungen wie bei der Übung „Lokale Stabilisatoren mit dem Ball".

Hierbei die Beine heranrollen und wieder strecken. Dies kann auch nur mit einem Bein haltend oder dynamisch durchgeführt werden.

Übung für die lokalen Stabilisatoren in den Schlingen oder im TRX (zu 2.2)

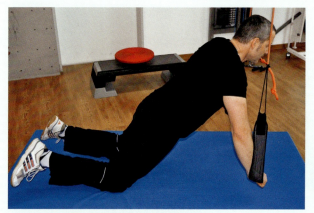

Video 12

Ausgangsposition

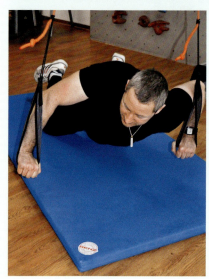

Anweisungen für die Übung:

▶ Vierfüßlerstand einnehmen

▶ Hände in die Schlaufen nehmen und mit den Händen in den Schlaufen abstützen

▶ Stabilisatoren anspannen

▶ einen Arm anbeugen und strecken, dadurch kommt es zu einer Rotation des Rumpfes

Endposition

Videos: www.bodylife.de/buecherclips

Übung zur Aktivierung der lokalen Stabilisatoren über die dorsale Kette (zu 2.2)

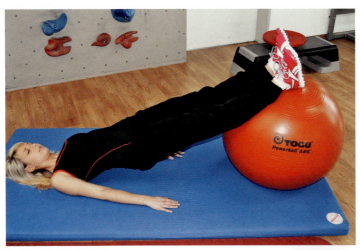

Position

Video 13

Anweisungen für die Übung:

▶ Aktivierung über die dorsale Kette und mit dem Ball

▶ Becken, Beine und Oberkörper in einer Linie

▶ 10–15 Sekunden halten

Folgende Möglichkeiten können aufbauend durchgeführt werden:

Variation 1: Becken nach oben und nach unten bewegen

Variation 2: Ball zum Gesäß heranrollen und wieder wegrollen

Variation 3: Dieselbe Übung, aber einbeinig

Die Übung wird erschwert, wenn die Hände am Hinterkopf sind und die Ellenbogen auf dem Boden liegen.

Übung für die lokalen Stabilisatoren im Sling Trainer oder im TRX (zu 2.2)

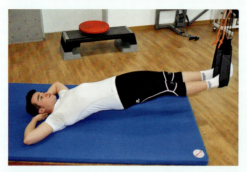

Ausgangsposition

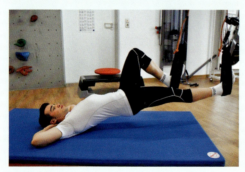

Video 14

Endposition

Anweisungen für die Übung:

▶ Rückenlage einnehmen

▶ Hände am Hinterkopf und Ellbogen liegen lassen

▶ Fersen in die Schlingen legen

Die Übung ist leichter, wenn die Arme seitlich am Körper liegen.

Variante 1:

▶ Schultergürtel auf einem Aerostep

Variante 2:

▶ beide Beine gleichzeitig beugen und strecken

Videos: www.bodylife.de/buecherclips

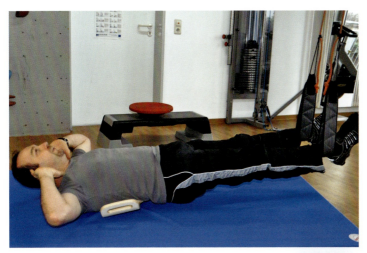

Position

Video 15

Variante 3:

▶ Übung mit dem Balanza von Togu (beim Balanza liegt die Herausforderung darin, dass nicht nur die Kippung des Trainingsgerätes ausgeglichen werden muss, sondern auch die laterale Verschiebung).

Übung „Laterale Kette mit kurzem Hebel"

(zu 2.2)

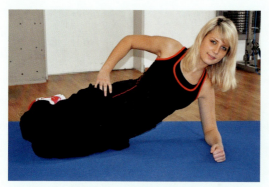

Ausgangsposition

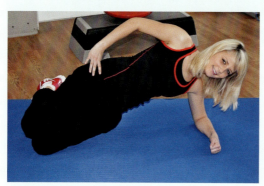

Video 16

Endposition

Anweisungen für die Übung:

▶ Seitstütz einnehmen

▶ Beine angewinkelt

▶ Stabilisatoren anspannen

▶ Becken nach oben und nach unten bewegen

Übung „Laterale Kette mit Rückführung der Arme (Kabelzug oder Hantel)" (zu 2.2)

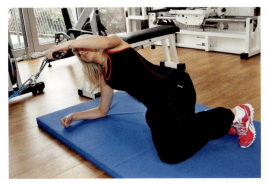

Ausgangsposition

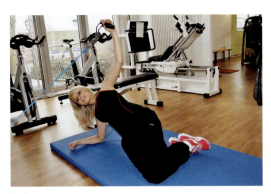

Video 17

Endposition

Anweisungen für die Übung:

▶ Seitstütz wie vorher einnehmen

▶ Position stabil halten

▶ den fast gestreckten Arm nach hinten führen

▶ der Arm ist in Verlängerung der Schulter

Übung „Laterale Kette mit Elevation der Arme"

(zu 2.2)

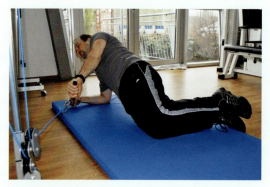

Ausgangsposition

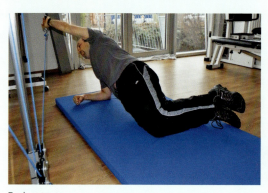

Video 18

Endposition

Anweisungen für die Übung:

▶ Seitstütz wie vorher einnehmen

▶ den Kabelzug mit fast gestreckten Armen nach oben führen

▶ Becken stabil halten

Übung „Laterale Kette mit Beinen im Schlingentrainer" (langer Hebel) (zu 2.2)

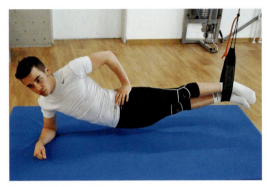

Video 19

langer Hebel

Anweisungen für die Übung:

▶ Seitstütz

▶ beide Beine in einer Schlinge, die Schlinge in Höhe des Kniegelenks

▶ Stabilisatoren anspannen

▶ Becken nach oben und nach unten bewegen

Variante 1:

▶ Sollte die Übung zu schwer sein, mit dem oberen Arm vorne abstützen

Variante 2:

▶ Langer Hebel, der Unterschenkel ist in der Schlinge

Übung „Laterale Kette mit Beinen im Schlingentrainer" (kurzer Hebel) (zu 2.2)

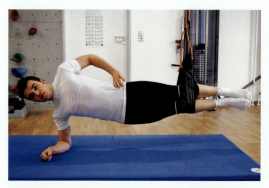

Ausgangsposition

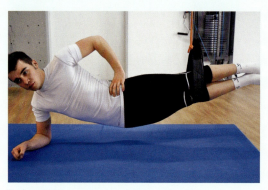

Endposition

Anweisungen für die Übung:

▶ Seitlage, unterer Arm ist in 90°-Winkel

▶ Gesäß Richtung Boden bringen, kurz vor dem Boden abbremsen

▶ Gesäß Richtung Decke anheben

Übung „Lateralflexion mit Partner" (zu 2.2)

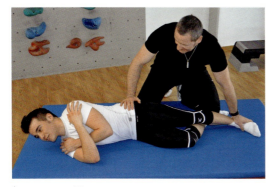

Video 20

Ausgangsposition

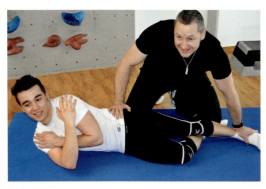

Endposition

Variante 1:

▶ Sollte die Übung zu schwer sein, mit dem oberen Arm vorne abstützen

Variante 2:

▶ Langer Hebel, der Unterschenkel ist in der Schlinge

Anweisungen für die Übung:

▶ Seitlage mit unterem Bein angewinkelt

▶ Arme vor der Brust verschränken

▶ Partner drückt gegen den oberen Fuß (zur Stabilisation)

▶ andere Hand des Partners drückt das Becken nach vorne

▶ der Ausführende bringt den Oberkörper seitlich nach oben

mer größere Bedeutung. Beim Anheben schwerer Gegenstände werden genau diese Muskeln aktiviert.

Kreuzheben und Kniebeugen aktivieren genau dieselben Muskeln. Legt man den Oberkörper mehr nach vorne, werden mehr die dorsalen Muskeln aktiviert (Mm. Ischiocrurales und m. glutaeus maximus), wird der Oberkörper mehr aufgerichtet, aktiviert man mehr den m. quadriceps femoris. Bei der Auswahl der Übungen sollte auch das Haltungsbild mit einbezogen werden. Kreuzheben mit der Stange vor dem Körper ist leicht zu stabilisieren, das Becken bleibt ohne große Probleme in einer leichten fixierten Lordose. Hierfür bietet sich die Übung bei Personen mit einer Hyperlordose an. Kniebeugen bewirkt eine Beckenkippung und Thoraxöffnung und ist deshalb besonders bei einem Totalrundrücken geeignet.

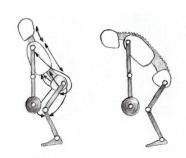

Abb. 11: Wirbelsäulenhaltungen

2.4 Hebetechniken

Für eine gesunde Bandscheibe und in schmerzfreien Phasen für vorgeschädigte Bandscheiben spielt es bei leichten Belastungen keine Rolle, wie man sich bückt. Die Bandscheibe und auch die umliegenden Muskeln sind in der Lage, diese Belastungen zu kompensieren. Im Folgenden stellen wir die wichtigsten Hebetechniken vor.

Tipps zum Anheben und Tragen von schweren Gegenständen:
(s. Übung S. 53–56)

▶ sicheren Stand einnehmen
▶ in die Knie gehen
▶ den Gegenstand zwischen die Beine nehmen (körpernah, dadurch geringere Hebelwirkung auf die Wirbelsäule)
▶ mit geradem Rücken bücken
▶ nicht ruckartig Gegenstände anheben
▶ keine Rotationen durchführen
▶ die Rumpfmuskulatur anspannen
▶ eventuell leichte Pressatmung beim Anheben durchführen
▶ Gegenstände körpernah tragen
▶ lieber zwei Mal laufen
▶ Gewichte symmetrisch verteilen – einseitiges schweres Tragen vermeiden (zwei kleine Koffer tragen sich besser als ein großer Koffer auf einer Seite)
▶ sich helfen lassen

Videos: www.bodylife.de/buecherclips

Übung „Kreuzheben mit Stange vor dem Körper" (zu 2.3)

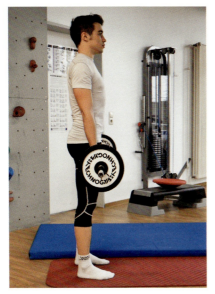

Ausgangsposition

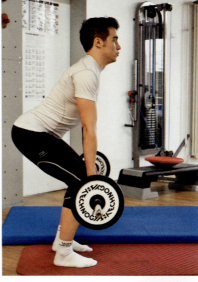

Endposition

Video 21

Anweisungen für die Übung:

▶ hüftbreiter Stand; Ballen, Ferse und Außenkante belasten
   („Kurzer Fuß" nach Janda)

▶ Stabilisatoren anspannen

▶ in die Knie gehen, bis die Stange etwa an der Kniescheibe ist

▶ Hände greifen die Stange außenrotiert

Gut geeignet bei einer Hyperlodose. Das Becken kann durch leichte Aktivität der Stabilisatoren in einer physiologischen Lordose gehalten werden.

Übung „Kreuzheben mit Stange hinter dem Körper" (zu 2.3)

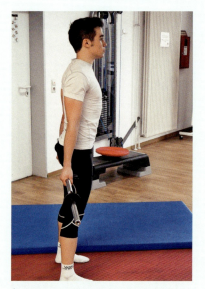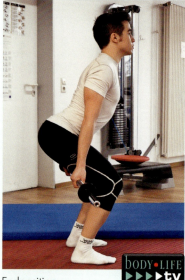

Ausgangsposition

Endposition

Video 22

Anweisungen für die Übung:

▶ Ausgangsstellung wie bei der Übung „Kreuzheben mit Stange vor dem Körper"

▶ Die Stange wird hinter dem Körper gehalten, dadurch wird der Thorax mehr geöffnet

▶ Die Stange außenrotiert greifen

Dabei können keine hohen Gewichte bewegt werden.

Wer eine starke Hyperlordose, kombiniert mit einer starken Hyperkyphose, hat (Hohlrundrücken), sollte als Kompromiss das Kreuzheben mit der Stange hinter dem Körper durchführen. Das Becken kann durch leichte Aktivität der Stabilisatoren in einer physiologischen, fixierten Position gehalten werden, der Stab hinter dem Körper sorgt für eine bessere Thoraxöffnung. Dabei die Stange außenrotiert halten.

Videos: www.bodylife.de/buecherclips

Übung „Kniebeugen instabil" (zu 2.3)

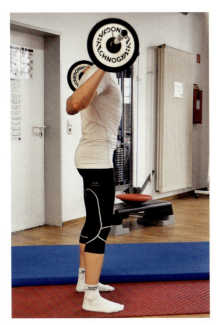 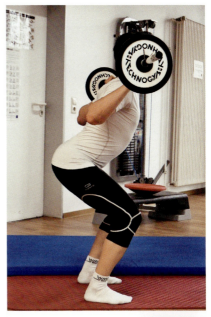

Ausgangsposition   Endposition

Video 23

Anweisungen für die Übung wie bei der Übung „Kreuzheben".

Kniebeugen mit der Stange auf dem Schultergürtel bieten sich bei einem Totalrundrücken an (Hypolordose im LWS-Bereich, kombiniert mit einer Hyperkyphose
im BWS-Bereich), der immer häufiger vorkommt. Die Stange auf dem Schultergürtel bewirkt automatisch eine Beckenkippung sowie eine Thoraxöffnung. Wird
der Oberkörper weiter nach vorne gelegt, aktiviert man mehr die dorsalen Muskeln (ischiocrurale Muskulatur, M. glutaeus maximus). Bleibt der Oberkörper auf-
rechter, wird mehr der M. quadriceps femoris aktiviert.

Übung „Kniebeugen mit einseitigem Gewicht"

(zu 2.3)

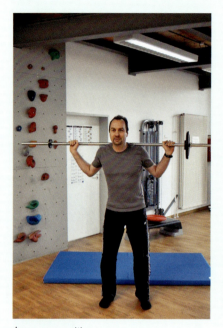 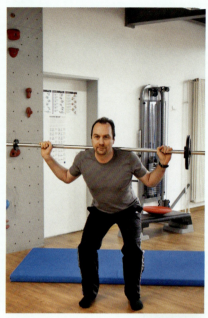

Ausgangsposition   Endposition

Video 24

Anweisungen für die Übung wie bei der Übung „Kreuzheben".

Durch das einseitige Gewicht bewirkt man eine rotatorische Komponente.
Die tiefe Schicht des M. erector spinae muss dabei mehr aktiviert werden.

Bücken mit rundem Rücken und durchgestreckten Knien

(zu 2.4)

In der Literatur werden unterschiedliche Hebetechniken beschrieben und zum Teil als funktionell optimal dargestellt. Wir versuchen, diese Thematik undogmatisch zu betrachten und mehrere Möglichkeiten vorzustellen, die je nach individuellen Voraussetzungen angewendet werden können.

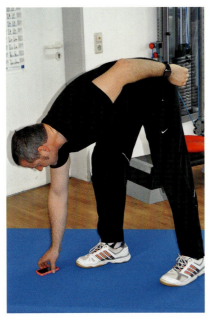

Video 25

Position

Dieses Bücken ist vor allem bei Personen mit Knieproblemen oder Hüftproblemen zu bevorzugen.

Bücken mit vorgebeugtem Oberkörper und nach hinten gestrecktem Bein (zu 2.4)

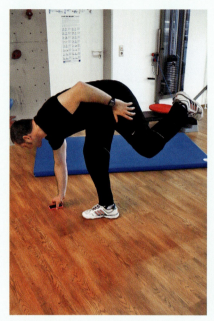

Video 26

Position

Das hintere Bein dient als „Gegengewicht" und reduziert so die Belastung im Rücken.

Dieses Bücken ist geeignet bei Personen mit Knie- oder Hüftproblemen, wenn der Kunde ein gutes Gleichgewichtsgefühl hat. Wer Probleme mit dem Gleichgewicht hat, hält sich an einem Stuhl oder Tisch mit einer Hand fest.

Bücken mit vorgebeugtem Rücken (Kreuzheben/Dead Lift) (zu 2.4)

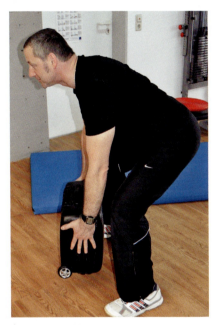

Ausgangsposition

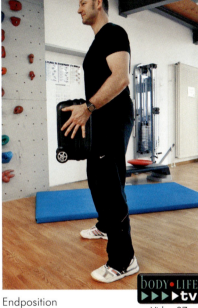

Endposition

Video 27

Sind die Gegenstände relativ hoch (Sprudelkiste, Wäschekorb, Paket), muss nur wenig in die Knie gegangen werden. Meist ist dann der Kniewinkel größer als 90°. Dadurch kann die physiologische Lordose gehalten werden, wie sie der Kunde vom Kreuzheben oder Kniebeugen kennt.

Muss man ganz auf den Boden gehen, um den Gegenstand anzuheben, kann die physiologische Lordose nicht beibehalten werden. Am Ende der Bewegung wird das Becken leicht aufgerichtet. Dies ist nicht schlimm, ansonsten wäre die Bewegung nicht möglich. Bei akuten, starken Schmerzen kann es sein, dass der Kunde diese Variante nicht mehr durchführen kann. Dann muss er mit einem Ausfallschritt den Gegenstand anheben.

Bücken im Ausfallschritt (zu 2.4)

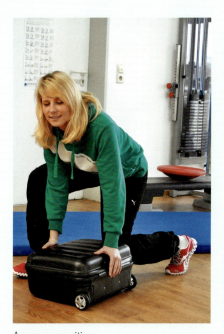

Ausgangsposition

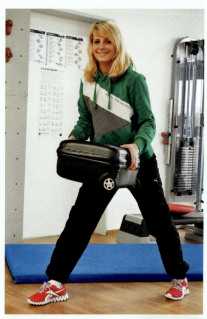

Endposition

Video 28

Diese Variante ermöglicht ein relativ schmerzfreies Anheben von Gegenständen auch bei stärkeren Schmerzzuständen. Welche Variante jeweils gewählt wird, hängt von dem zu hebenden Gewicht, den individuellen Voraussetzungen und den vorhandenen Schmerzen ab.

2.5 Übungsreihe 2 für die Wirbelsäulenstabilität

Übung „Rudern einarmig im Vierfüßlerstand"

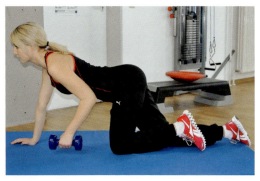

Ausgangsposition

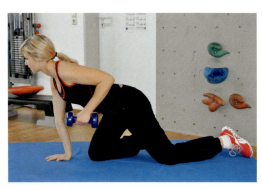

Video 29

Endposition

Anweisungen für die Übung:

▶ in den Vierfüßlerstand gehen

▶ natürliche fixierte Lordose einnehmen

▶ den Arm eng am Körper nach hinten ziehen

▶ Schulterblatt soll immer nach unten gezogen werden

Übung „Arme rückführen im Vierfüßlerstand"

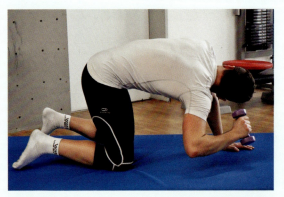

Ausgangsposition

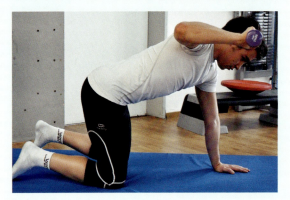

Endposition

Anweisungen für die Übung:

▶ in den Vierfüßlerstand gehen

▶ natürliche fixierte Lendenlordose einnehmen

▶ den Arm seitlich in Verlängerung der Schulter rückführen

▶ das Schulterblatt zur Wirbelsäule ziehen

Übung „Rotation im Vierfüßlerstand"

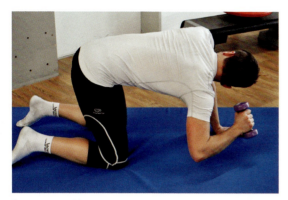

Ausgangsposition

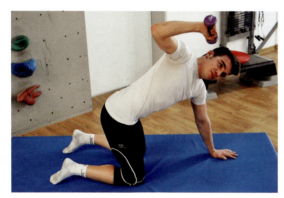

Video 30

Endposition

Anweisungen für die Übung:

▶ in den Vierfüßlerstand gehen

▶ natürliche fixierte Lordose einnehmen

▶ Oberkörper rotieren (größtmöglicher schmerzfreier Bewegungsradius)

Übung „Rudern eng im Vierfüßlerstand mit Beinstreckung des Gegenbeines"

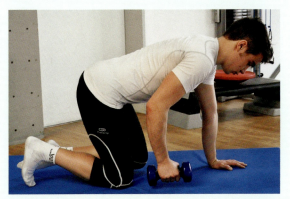

Ausgangsposition

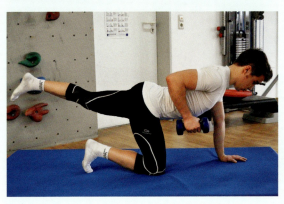

Video 31

Endposition

Anweisungen für die Übung:

▶ in den Vierfüßlerstand gehen

▶ natürliche fixierte Lendenlordose

▶ einarmiges Rudern, gleichzeitig das gegenüberliegende Bein zurückführen

Übung „Rudern eng in Senkhalte"

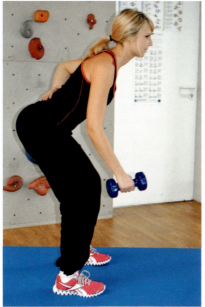

Ausgangsposition   Endposition

Video 32

Anweisungen für die Übung:

▶ in die Senkhalte gehen

▶ natürliche fixierte Lendenlordose

▶ enges Rudern zum Bauch

▶ nach vorne schauen

▶ freie Hand zur Kontrolle auf die LWS legen

Übung „Rudern eng in Senkhalte mit einer Beinstreckung des diagonalen Beins"

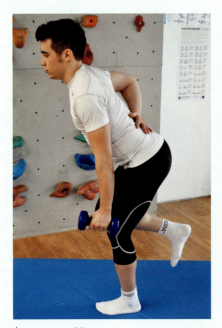

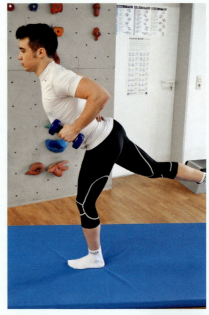

Ausgangsposition   Endposition

Video 33

Anweisungen für die Übung:

▶ in die Senkhalte gehen

▶ natürliche fixierte Lendenlordose

▶ enges Rudern zum Bauch und gleichzeitig das gegenüberliegende Bein strecken

▶ nach vorne schauen

▶ freie Hand zur Kontrolle auf die LWS legen

Übung „Extension auf dem Ball/mit einer Hantel und Rotation im Oberkörper"

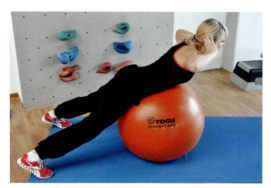

Variante 1

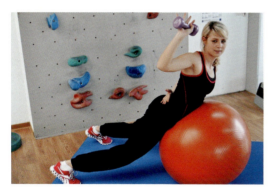

Video 34

Variante 2

Anweisungen für die Übung:

▶ mit dem Bauch auf den Ball legen

▶ Hände an den Hinterkopf

▶ Aufrichten der Wirbelsäule

Bei Variante 2 wird der Oberkörper rotiert (mit oder ohne Hantel).

Übung „Elevation einarmig auf dem Ball"

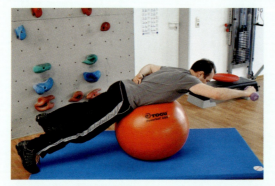

Ausgangsposition (Variante 1)

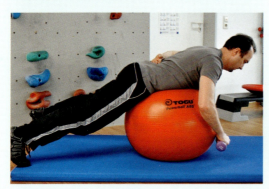

Video 35

Endposition (Variante 1)

Anweisungen für die Übung:

▶ Bauchlage auf dem Ball

▶ die Arme in Verlängerung der Schulter zurückführen

▶ den Arm nach vorne nehmen

▶ natürliche fixierte Lendenlordose beachten

Bei Variante 2 nur mit einer Hantel arbeiten.

Übung „Elevation beidarmig auf dem Ball"

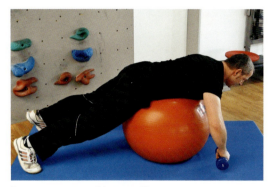

Ausgangsposition (Variante 2)

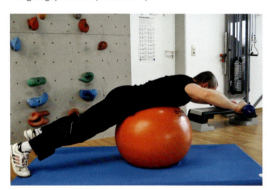

Video 36

Endposition (Variante 2)

Anweisungen für die Übung:

▶ Bauchlage auf dem Ball

▶ natürliche fixierte Lendenlordose

▶ beide Arme nach vorne führen (Elevation)

Übung „Schulterbrücke mit Druck gegen das Bein des Kunden/Variation mit Ball" (spezielle Übung mit Partner oder im Personal Fitness Training)

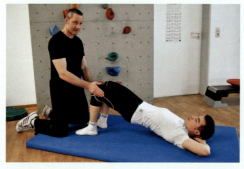

Video 37

Gesamtansicht

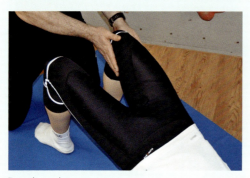

Detailansicht

Weitere Varianten:

Vierfüßlerstand: Arm und diagonales Bein gestreckt. Der Personal Fitness Trainer drückt von außen und innen gegen ein Bein (reaktive Komponente).

Anweisungen für die Übung:

▶ die Schulterbrücke einnehmen

▶ Personal Fitness Trainer drückt im Wechsel von innen und außen gegen ein Bein des Kunden

▶ Kunde muss die Position halten (reaktives Training)

Übung „Anheben des Partners aus der Rückenlage" (spezielle Übung für das Personal Fitness Training)

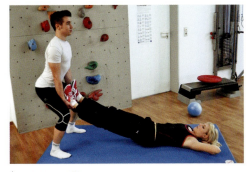

Video 38

Ausgangsposition

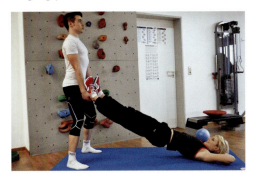

Endposition

Weitere Varianten:

Der Stehende wippt den Liegenden schnell nach oben und nach unten.

Anweisungen für die Übung:

▶ Rückenlage

▶ Körper des Kunden ist komplett gestreckt (Ganzkörperspannung)

▶ Partner/Personal Fitness Trainer hebt den Liegenden an und legt ihn fast wieder ab

Übung „Anheben des Partners aus der ventralen Kette" (spezielle Übung für das Personal Fitness Training)

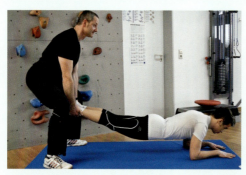

Ausgangsposition

Zusätzlicher Vorteil:

Gleichzeitig verbessert der Personal Fitness Trainer bzw. der Partner seine aufrechte Körperhaltung und bekommt dadurch ein Krafttraining für den Rücken und die Beine inklusive!

Variante:

Der Stehende wippt den Liegenden schnell nach oben und nach unten.

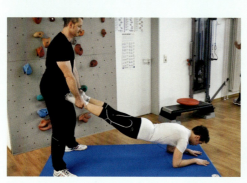

Endposition

Video 39

Anweisungen für die Übung:

▶ Bauchlage

▶ Kunde geht in den Unterarmstütz

▶ Körper des Kunden ist komplett gestreckt (Ganzkörperspannung)

▶ Partner/Personal Fitness Trainer hebt den Liegenden an und legt ihn fast wieder ab

Übung „Good Mornings"

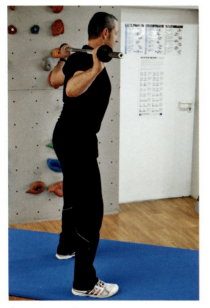

Ausgangsposition   Endposition

Video 40

Anweisungen für die Übung:

▶ hüftbreiter Stand und „Kurzer Fuß" nach Janda einnehmen

▶ Beine leicht gebeugt

▶ natürliche fixierte Lendenlordose einnehmen

▶ Stange auf den Schultergürtel nehmen

▶ Oberköper so weit nach vorne nehmen, dass die Lordose erhalten bleibt

„Good mornings" mit leichtem Gewicht durchführen. Das hat den Sinn, dass Personen, die regelmäßig Lasten wie z. B. kleine Kinder anheben müssen (etwa aus dem Laufstall), ausreichend Kraft aufbauen können.

Übung „Standwaage, rechter Arm und linkes Bein zusammen-/auseinanderbringen"

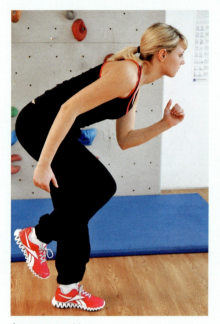 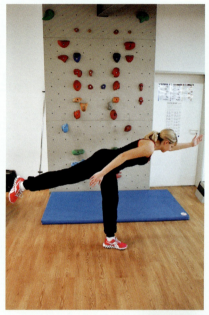

Ausgangsposition   Endposition

Video 41

Anweisungen für die Übung:

▶ in die Standwaage gehen

▶ Oberkörper möglichst weit nach vorne

▶ natürliche fixierte Lendenlordose

▶ rechter Arm und linkes Bein auseinander- und zusammenführen

Standwaage (je nach Leistungsstand, evtl. an der Wand mit einem Finger stabilisieren, rechter Arm und linkes Bein auseinander- und zusammenführen)

2.6 Übungen im Fitnessstudio (z. T. an Kraftgeräten)

Übung „Latzug in den Nacken (mit Beinen vorne)"

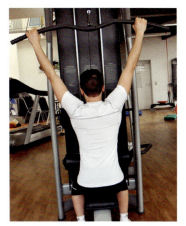

Ausgangsposition

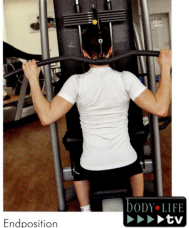

Endposition

Video 42

Anweisungen für die Übung:

▶ Die Bewegung beginnt immer mit einem Senken (Depression) der Scapula (Schulterblätter), dann werden die Arme gebeugt, die Stange wird bis zur Halswirbelsäule gezogen. Manche Autoren führen die Bewegung nur bis zum Haaransatz durch. Sollte es laut Anamnese möglich sein, kann die Bewegung über die maximale ROM (Range of Motion = Bewegungsamplitude) ausgeführt werden.

▶ Kunden mit starker Hyperlordose sollten die Füße vorne aufstellen. Kunden, die nur schwer die physiologische Lordose einnehmen können, sollten die Füße nach hinten stellen, dadurch kippt das Becken mehr.

▶ Wird die Stange nach hinten gezogen und der Oberkörper ist leicht nach vorne verlagert, wird automatisch die dorsale Kette stärker aktiviert. Zieht man nach vorne direkt vor dem Kopf herunter und legt sich nur leicht nach hinten, wird mehr die ventrale Kette aktiviert.

Wirkung: m. latissimus dorsi/m. trapezius ascendens/Armbeuger

Übung „Rudern zum Bauch an der Maschine (mit Beinen hinten)"

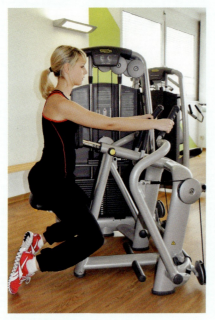

Ausgangsposition   Endposition

Video 43

(mit Beinen hinten, damit die physiologische Lordose eingenommen werden kann – siehe Übung „Latzug")

Anweisung für die Übung:

▶ Auch hier wieder zuerst die Scapula nach unten ziehen.

Wirkung: wie beim Latziehen in den Nacken

Übung für die Rhomboideen und den M. trapezius pars transversa

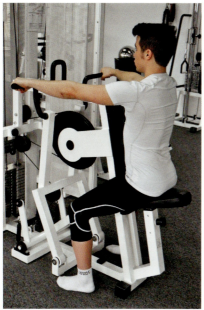

Ausgangsposition

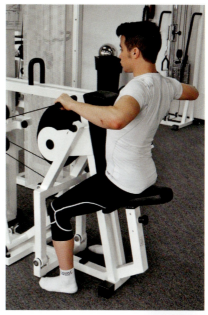

Endposition

Video 44

Anweisungen für die Übung:

▶ leichte Variante: Rudern zur Brust an der Maschine

▶ Sitz tief, Arme auf Schulterhöhe, Scapula zusammenziehen

▶ Beinvarianten, siehe Übung „Latziehen in den Nacken"

Wirkung: Rhomboideen/m. trapezius pars transversa/m. deltoidens pars spinalis (hinterer Teil)/Armbeuger

Übung für den M. trapezius descendens (Schultersenken)

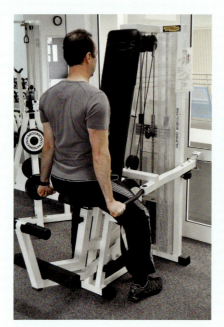

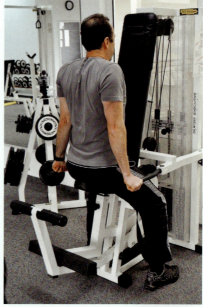

Ausgangsposition

Endposition

Video 45

Varianten für die Übung:

▶ leicht: Schulter senken am Kabelzug

▶ leicht: Schulter senken an der Dips-Maschine (siehe Bilder oben)

▶ schwer: Schulter senken am Slingtrainer oder TRX mit den Beinen vorne

Wirkung: m. trapezius ascendens

Übung für den M. erector spinae (Rückenmaschine sitzend)

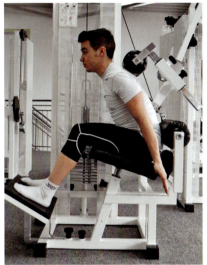

Ausgangsposition

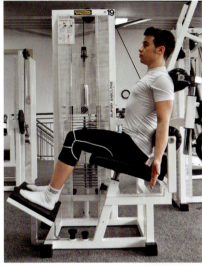

Endposition

Video 46

Varianten für die Übung:

▶ leicht: Rücken-Maschine sitzend (siehe Bilder oben)

▶ segmentales, isoliertes Training (Nachteil: ohne Rotation)

Weitere Varianten:

▶ Lateralflexion mit der Kurzhantel oder am Kabelzug / instabil

▶ mittel: Backextensions 45° / mit Rotation

▶ mittel: Lateralflexion an den Backextensions 45°

▶ schwer: Backextensions horizontal mit Rotation

▶ schwer: Senkhalte mit Rotation und Tube, Kurzhantel oder Kabelzug

Wirkung: m. erector spinae

Übung als Kombiübung „Rudern in Senkhalte mit Rotation und leichtem Gewicht"

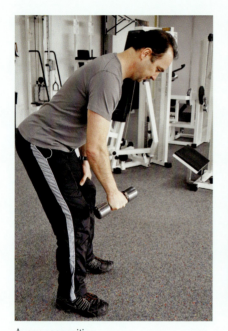

Ausgangsposition

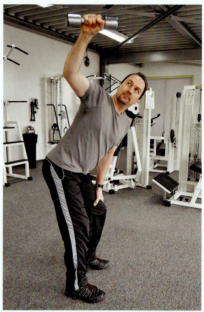

Endposition

Video 47

(diagonales Anheben mit leichtem Gewicht – maximal 1 bis 3 Kilogramm benutzen)

Anweisungen für die Übung:

▶ Oberkörper nach vorne beugen

▶ rechten Arm nach außen und oben bringen

▶ Oberkörper rotiert mit

Danach Wechsel des Arms und zur anderen Seite durchführen

Übung für den Bauch in der „Salam-Übung" am Kabelzug

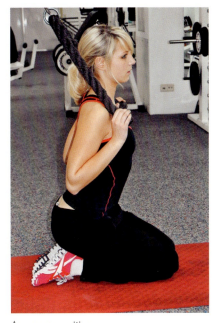

Ausgangsposition   Endposition

Video 48

Anweisungen für die Übung:

▶ Oberkörper gerade

▶ Kabelzug mit einem Seil in beide Hände nehmen

▶ Oberkörper einrollen und Bauch anspannen

Wirkung: m. rectus abdominis/m. obliquus externus & internus abdominis/
m. transversus abdominis

Übung für den M. iliopsoas in leichter bis schwerer Variante

Variante 1: Leicht: Beine aufgestellt, im Wechsel Beine leicht anheben, Oberkörper liegt auf

Variante 2: Leicht: Wie oben, nur mit gleichzeitigem Anheben des Oberkörpers

Variante 3: Mittel: Beide Beine gleichzeitig anheben und absenken (Füße tippen auf den Boden). Oberkörper bleibt liegen

Variante 4: Mittel: Beide Beine zum Brustkorb heranziehen und gleichzeitig Brustkorb Richtung Beine führen

Variante 5: Schwer: Russian Twister. Sit-up-Position einnehmen, Oberkörper nur leicht nach hinten nehmen, Füße fixiert, physiologische fixierte Lordose einnehmen, Rotation aus der Brustwirbelsäule oder leichtes Wippen nach hinten durchführen.

Die Übungen können kostenlos auf der body LIFE-Homepage wwww.bodylife.de/buecherclips angesehen werden.

2.7 Exzentrisch betontes Training

Der Vorteil dieser Übungen liegt in der Betonung der exzentrischen Phase, die besonders wichtig für die aktive Gelenkstabilisation (Knie, Hüfte und Wirbelsäule) ist.

Crunch mit Hebelvariationen

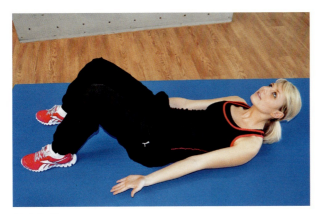

Ansicht 1

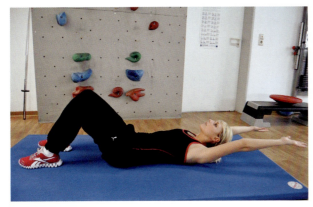

Video 49

Ansicht 2

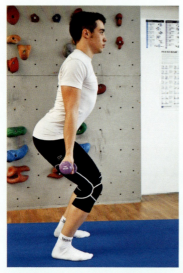

Kniebeugen mit Hebelvariationen mit Kurzhantel und Gymnastikstab

Video 50

Ausgangsposition

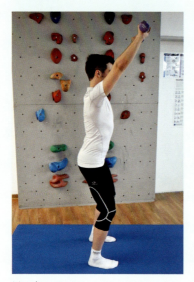

Mittelposition

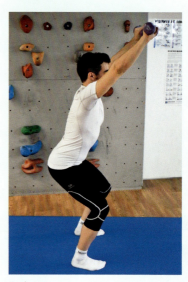

Endposition

Liegestütz mit Hebelvariationen

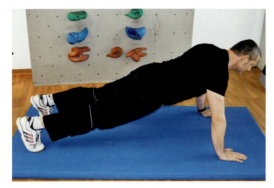

Video 51

Ausgangsposition

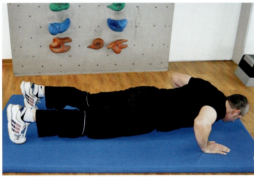

Mittelposition

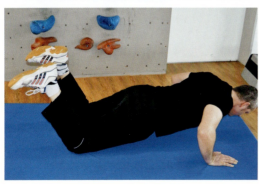

Endposition

Lateralflexion mit Partner und verschiedenen Hebelvariationen

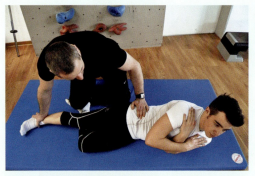

Video 52

Ausgangsposition

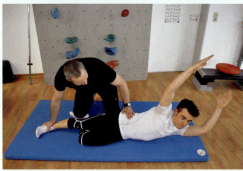

Mittelposition

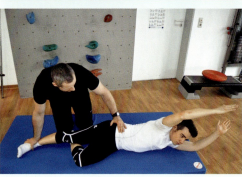

Endposition

3 Ausdauertraining

3.1 Intensitätsbestimmung der Ausdauerbelastung

Generell ist alles erlaubt, was Spaß macht und keine Schmerzen verursacht. Es sollte im GA-I- und/oder im GA-II-Bereich trainiert werden. Um optimal zu trainieren, sollte die Intensität bestimmt werden, die mit einfachen Mitteln durch die Karvonenformel erfolgen kann.

Karvonenformel:

$$HF_{train.} = RHF + (HF_{max} - RHF) \times \text{Intensität}$$

$HF_{train.}$ = Trainingspuls

HF_{max} = maximale Herzfrequenz. Werte fürs Laufen: 226 – ½ Lebensalter (Frauen) bzw. 220 – ½ Lebensalter (Männer).
Werte fürs Radfahren: 226 – LA (Frauen) bzw. 220 – LA (Männer).

RHF = Ruheherzfrequenz. Diese wird an 7 aufeinanderfolgenden Tagen vor dem Aufstehen gemessen. Der Mittelwert dieser 7 Werte ergibt die Ruheherzfrequenz.

Intensitäten beim Laufen:
▶ 50–60 % für den RECOM- und unteren GA-I-Bereich
▶ 60–70 % für den GA-I- und GA-II-Mischbereich
▶ 70–75 % für den GA-II-Bereich

Intensitäten beim Radfahren:
▶ 50–60 % für den RECOM- und unteren GA-I-Bereich
▶ 60–65 % für den GA-I- und GA-II-Mischbereich
▶ 65–70 % für den GA-II-Bereich

Beispiel: Untrainierter Mann, 40 Jahre, RP von 70, will stresslos walken
$HF_{train.}$ = 70 + (220 – 20 – 70) x 0,5 [für 50 % Intensität] = 135 (unterer Trainingspuls)
70 + (220 – 20 – 70) x 0,6 [für 60 % Intensität] = 148 (oberer Trainingspuls)

Dieses Training sollte 2 x wöchentlich 30–45 Minuten durchgeführt werden.

Maximale Herzfrequenz:
Die maximale Herzfrequenz wird wie bei der Karvonenformel berechnet.

Intensitäten:

▶ 60–65 % für den unteren GA-I-Bereich
▶ 65–75 % für den GA-I- und GA-II-Mischbereich
▶ 75–85 % für den GA-II-Bereich

Beispiel: Untrainierte Frau, 50 Jahre, will im mittleren Bereich walken
HF_{max}: 226 – ½ Lebensalter = 226 – 25 = 201
201 x 0,65 (für 65 %) = 130 (dies ist ihr unterer Trainingspuls)
201 x 0,75 (für 75 %) = 151 (dies ist ihr oberer Trainingspuls)

Die Kundin sollte 2 x pro Woche mit Pulswerten zwischen 130 und 151 trainieren, bei einem Umfang von 30–45 Minuten. Bei beiden Beispielen könnte auch länger gewalkt werden. Für Gesundheitssportler reichen diese Umfänge als Gesundheitsminimalprogramm aus.

Diese 2 Möglichkeiten dienen Gesundheitssportlern dazu, relativ genaue Pulswerte zu ermitteln. Formeln sind immer nur statistische Mittelwerte, d. h. es können auch Abweichungen vorkommen. Für unseren Bereich reichen sie aber auf alle Fälle aus. Leistungsorientiertes Training sollte mit diesen Formeln nicht durchgeführt werden.

Vorteile dieser Formeln:

▶ günstig, da sie nichts kosten
▶ leicht zu berechnen
▶ differenzieren zwischen Laufen und Radfahren
▶ differenzieren zwischen Frauen und Männern

3.2 Ausdauersportarten bei Rückenproblemen

Welche Ausdauersportarten sind besonders geeignet für Kunden mit Rückenschmerzen?

Walking

Walking ist weniger gelenkbelastend als Joggen und kann bei höherem Körpergewicht ohne Probleme durchgeführt werden. Es ähnelt dem normalen, natürlichen Gang. Die Gelenke und auch die Bandscheiben werden auf Druck belastet, den diese Strukturen benötigen, um sich anzupassen. Durch die aktive Armbewegung richtet man sich auf und aktiviert sowohl die Rückenmuskulatur als auch die hintere Schultermuskulatur (Haltungsschulung). Beim Walken ist die Rumpfspannung erhöht, sodass automatisch die Rumpfstabilisatoren trainiert werden. Die Arm-Bein-

Koordination wird ebenso geschult wie das Gleichgewicht. Anfangs sollte auf sicherem Untergrund gewalkt (Stadionrunde, ebenes Gelände ohne Stolperfallen), später bewusst ins hügelige Gelände mit unterschiedlichen Bodenbelägen gegangen werden. Dies fördert die Sensomotorik und die Umstellungsfähigkeit (verschiedene Untergründe). Beim Bergauf-Walken wird die überwindende (konzentrische) Phase, der Abdruck, betont, beim Bergab-Walken die nachgebende Phase (exzentrische Arbeitsweise der Muskulatur), die besonders wichtig für die aktive Gelenksstabilisation ist. Beim Walken kann sofort mit höheren Umfängen trainiert werden (30 Minuten und mehr).

Radfahren

Radfahren ist sehr gelenkschonend. Das Körpergewicht spielt keine Rolle, dieser Sport ist auch für Adipöse (Fettleibige) geeignet. Durch die runde Bewegung werden die Gelenke perfekt trainiert und es entstehen keine Druckbelastungen auf die Wirbelsäule, was gerade bei akuten Schmerzen sehr hilfreich ist. Da allerdings die exzentrische Phase fehlt, kann das Radfahren nicht allein für eine aktive Gelenksstabi

sation sorgen. Kombiniert mit dynamischem Krafttraining mit einer Betonung der exzentrischen Phase ist es zur Verbesserung der Ausdauerleistungsfähigkeit und Verbesserung der Alltagstauglichkeit (Treppenabsteigen) gut geeignet. Es muss auf die Haltung geachtet werden, sodass der Trainierende nicht wie etwa ein Triathlet „über dem Lenker hängt". Außerdem müssen die richtige Sitzhöhe und auch der Lenker so eingestellt werden, dass eine gerade Position eingehalten werden kann. Dies verbessert auch die Körperhaltung und dadurch die Atmung. Bei längerem Radfahren muss die Sitzposition immer wieder gewechselt werden (dynamisch sitzen). Ideal wäre eine Kombination von 1 x Walking mit 30–50 Minuten und 1 x Radfahren mit 45–90 Minuten pro Woche.

Skilanglauf

Eine sehr schonende und gleitende Bewegungsform. Der Körper wird aufgerichtet, es werden die Rückenmuskulatur, der M. latissimus dorsi, die Armstrecker (M. triceps brachii) sowie die komplette Beinmuskulatur trainiert. Skilanglauf eignet sich sehr gut für die Aufrichtung der Wirbelsäule und beansprucht den kompletten Körper. Für den M. iliopsoas stellt Skilanglauf gleichzeitig ein Stoffwechseltraining dar. Es sollte wegen der Sturzgefahr bei den Abfahrten auf einer möglichst ebenen Strecke durchgeführt werden. Langlauf fördert das Gleichgewicht, die Umstellungsfähigkeit (wechselnde Schneebeschaffenheit bei Sonneneinstrahlung oder im Schatten) und man kann mit relativ hohen Umfängen beginnen. Untrainierte sollten einen Anfängerkurs

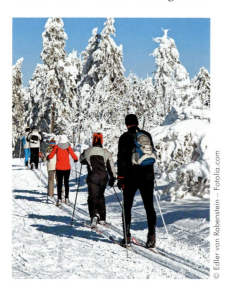

Abb. 12: Diagonal mit Langlauf

besuchen, um eine korrekte Technik zu erlernen.

Auch andere Ausdauerarten können durchgeführt werden, sollten aber nur bei guter Technik (z. B. Rudern oder Schwimmen), in der günstigsten Stilvariante (Kraulschwimmen) und unter Berücksichtigung der Belastungsintensität (Pulswerte) durchgeführt werden. Beim Schwimmen wird sehr oft zu wenig geschwommen (oft nur 20–30 Minuten) und mit viel zu wenig Belastung. Beim Brustschwimmen kommen ungünstige Belastungen in den Knien (Rotation) sowie im Halswirbelsäulenbereich hinzu. Beim Nordic Walking fördern die Stöcke als zwei zusätzliche Stabilisationshilfen nicht nur die Gleichgewichtsfähigkeit nicht, sondern sie verschlechtern sie sogar eher. Außerdem ist diese Sportart koordinativ sehr schwierig (unbedingt Anfängerkurs besuchen!). Viele Nordic Walker „ruhen" sich eher auf den Stöcken aus. Bei guter Technik allerdings richtet es den Oberkörper auf und aktiviert den ganzen Körper.

4 Beweglichkeitstraining

Das Beweglichkeitstraining spielt eine große Rolle für die Gesundheit der Wirbelsäule, da mit seiner Hilfe verspannte Muskeln gelockert werden können und sich dadurch die Reichweite vor allem in der Wirbelsäule vergrößert. Außerdem wird das Körpergefühl geschult und das passiv-statische Dehnen wirkt zusätzlich entspannend. Dafür können sowohl alle Dehnmethoden als auch Mobilisationsübungen verwendet werden.

Für das Dehnen bieten sich die passiv-statische, die passiv-dynamische oder die aktiv-dynamische Dehntechnik an. Je intensiver die Hauptbelastung im Training, desto dynamischer sollte gedehnt werden. Das passiv-statische Dehnen kann als Cooldown (Easy Stretch – ganz leichtes Andehnen) oder besser noch als Hausaufgabe mitgegeben werden.

Dehnung für den
M. erector spinae

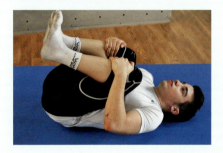

Dehnung für den
M. iliopsoas

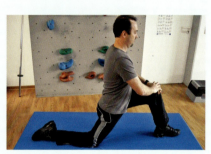

Dehnung für die
ischiocruale Muskulatur

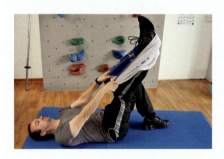

Dehnung für den
M. latissimus dorsi mit Ball

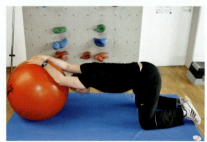

Dehnung für die Abdominalmuskulatur (Halbmond)

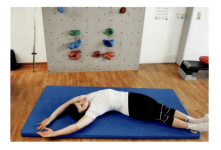

Dehnung für den M. serratus anterior

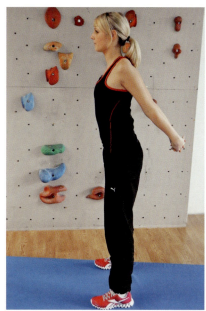

Dehnung für den M. piriformis

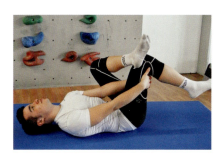

5 Gelenkmobilisation und Stoffwechseltraining

Am Anfang ist es immer sinnvoll, ein Stoffwechseltraining (lokales Muskelausdauertraining) durchzuführen.

Der Vorteil besteht darin, dass hypertonen Muskeln entgegengewirkt, die Stoffwechselsituation verbessert, Erfolgserlebnisse vermittelt und Schmerzen reduziert werden.

Übung „Beckenschaukel für den lumbalen Rückenstrecker"

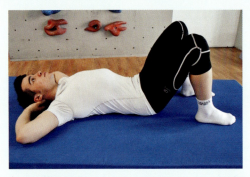

Ausgangsposition

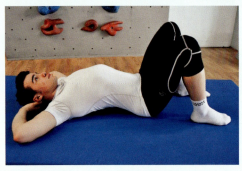

Video 53

Endposition

Anweisungen für die Übung:

▶ Legen Sie sich auf den Rücken mit aufgestellten Beinen. Die Lendenwirbelsäule liegt fest am Boden.

▶ Tasten Sie nach Ihrem LWS-Bereich.

▶ Gehen Sie nun bewusst so weit in eine Hohlkreuzposition, dass es Ihnen guttut.

▶ Führen Sie anschließend die LWS wieder sanft zum Boden.

Wiederholen Sie diese Übung mindestens 3 Minuten lang, je länger, desto besser. Es entsteht eine schaukelnde Beckenbewegung, die im eigenen Tempo und Bewegungsausmaß durchgeführt wird. Durch die liegende Position ist die Wirbelsäule entlastet und die Bandscheiben werden zusätzlich ernährt. Der M. erector spinae wird besser durchblutet und gelockert.

Weitere Mobilisationsübungen:

Beckenschaukel im Vierfüßlerstand. Dabei wird nur der LWS-Bereich bewegt, das Becken gekippt (Blick nach vorne) und wieder aufgerichtet (rund machen). Die Beckenschauckel kann man auch im Sitzen auf einem Stuhl oder einem großen Fitball durchführen. Anschließend dasselbe unter Einbeziehen der gesamten Wirbelsäule, das heißt, die Wirbelsäule wird komplett rund gemacht (Katzenbuckel) und anschließend komplett bis zum HWS-Bereich (Blick nach vorne) wieder aufgerichtet. Bei der Variante im Sitzen mit den Händen die Beckenknochen fixieren, das Becken vor- und zurückbewegen (kippen und aufrichten).

Übung „Radfahren in Rückenlage für das Stoffwechseltraining des Hüftbeugers"

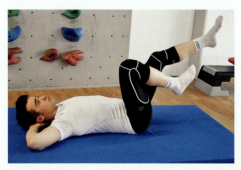

Ansicht 1

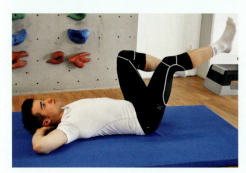

Video 54

Ansicht 2

Anweisungen für die Übung:

▶ Legen Sie sich auf den Rücken, die Beine aufgestellt.

▶ Heben Sie beide Beine vom Boden ab und radeln Sie mit den Beinen in einem kleinen, engen Radius in der Luft.

Durch den kurzen Hebel (die Beine sind immer nah an der LWS), entsteht eine leichte Aktivität im M. iliopsoas, der Muskel wird ohne große Belastung besser durchblutet. Er wird lockerer und seine Stoffwechselleistungsfähigkeit verbessert sich.

Beinheben im Stand/Repeater für den Hüftbeuger

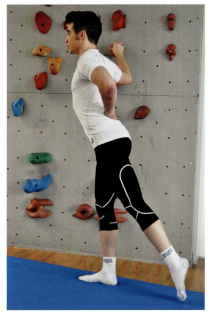

Ausgangsposition

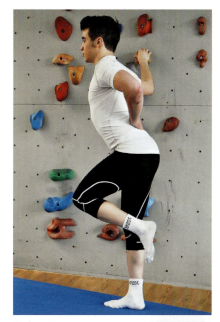

Endposition

Video 55

Anweisungen für die Übung:

▶ Stehen Sie in einem leichten Ausfallschritt.

▶ Heben Sie nun rhythmisch ein Bein immer an und setzen es hinten wieder ab.

Führen Sie viele Wiederholungen aus, damit der M. iliopsoas lange mit Blut und Nährstoffen versorgt wird. Perfekte Übung für das Warm-up in Gymnastik-stunden.

6 Spezielle Ernährungstipps

Bei einer Verletzung im Bereich der Wirbelsäule ist die richtige Ernährung eine wichtige Voraussetzung für die schnellere Regeneration. Zahlreiche Beispiele zeigen uns, dass die Regeneration durch eine optimale Nahrungszusammensetzung deutlich verkürzt wird und die Belastbarkeit der Wirbelsäule deutlich früher wieder gewährleistet ist. Die hier aufgelisteten Tipps helfen, die Struktur der Wirbelsäule wieder aufzubauen, und unterstützen dadurch eine schnelle Einbindung in den Trainings- und Berufsalltag.

Um die notwenigen Nährstoffe liefern zu können, ist vor allem in der Phase der Regeneration eine ausgeglichene und gesunde Ernährung Grundvoraussetzung für eine schnellstmögliche Wiederherstellung. Darauf aufbauend, können verschiedene Nährstoffe die Regeneration in bestimmten Bereichen zusätzlich unterstützen. Hierbei sollte möglichst auf natürliche Nahrungsmittel zurückgegriffen werden – Nahrungsergänzungsmittel sollten auch als solche betrachtet werden. Wenn es nicht möglich ist, den Bedarf des Körpers durch die Nahrung abzudecken, können Nahrungsergänzungsmittel ausnahmsweise zugeführt werden. Hierbei ist die Qualität dieser Ergänzungsprodukte zu beachten. Dies sollte aber nicht zur Routine werden.

Auf jede Verletzung folgt immer eine Wundheilung. Die Wundheilung kann grob in drei Phasen eingeteilt werden:

▶ Entzündungsphase (bis 5 Tage nach der Verletzung)
▶ Proliferationsphase (bis 21 Tage nach der Verletzung)
▶ Reparationsphase (im Anschluss an die Proliferationsphase)

Vor allem in den ersten 21 Tagen nach einer Verletzung oder Operation ist es wichtig, den Körper mit folgenden Nährstoffen ausreichend zu versorgen:

▶ **Omega-3- und Omega-6-Fettsäuren** (Bausteine der Zellmembran, hemmen Entzündungsreaktion). Gute Quellen von Omega-3-Fettsäuren sind Leinöl, Leinsamen, Hanfnüsse, Rapsöl, Hering, Lachs, Sardellen. Gute Quellen von Omega-6-Fettsäuren sind Distel-, Maiskeim-, Sonnenblumen- und Weizenkeimöl. Das

Verhältnis von Omega-3- zu Omega-6-Fettsäuren sollte 1:2, 1:3 bis maximal 1:5 sein. Leider besteht ganz oft ein Verhältnis von 1:20 oder höher. Ein solches Missverhältnis kann die Regeneration deutlich verzögern. Eine ausreichende Versorgung mit Leinöl, Rapsöl, Hanföl oder Fisch ist hierbei von Vorteil.

▶ **Vitamin C** (wichtig für das Immunsystem und für die Regeneration des Bindegewebes). Gute Quellen für Vitamin C sind Acerolakirsche, Petersilie, Grünkohl, Brokkoli, Paprika und Kiwi.

▶ **Vitamin E** ist ein wichtiger Nahrungsbestandteil, der die Zellteilung unterstützt. Zusätzlich ist das Vitamin E ein wichtiges Antioxidans und besitzt dadurch viele therapeutische Anwendungsmöglichkeiten. Auch die Schmerzreduktion bei der Aufnahme von Vitamin E ist ein Vorteil bei Rückenproblemen. Vitamin E kommt vor allem in Soja, Bohnen, Pflanzenölen, Vollkorngetreide, Hafer und Gemüse vor.

▶ **Zink** (Kollagensynthese und Antioxidans). Gute Quellen für Zink

sind Käse, Vollkornprodukte, Nüsse, Pilze, Meeresfrüchte und Grüntee.

▶ **Enzyme** (Aufbau von Körperstrukturen und Bindegewebe). Damit der Körper genügend Enzyme bilden kann, ist es wichtig, die biologische Wertigkeit von Eiweißen zu beachten. Biologische Wertigkeit bedeutet: „Wie viel Gramm Körpereiweiß kann der Mensch aus 100 g Fremdeiweiß aufbauen?" Je höher die biologische Wertigkeit, desto weniger Eiweiß braucht der menschliche Körper, um seine Bilanz aufrechterhalten zu können. Prinzipiell ist tierisches Eiweiß für den Menschen biologisch hochwertiger als pflanzliches. Die biologische Wertigkeit steigt, wenn viele Eiweiße sich in ihrem Aminosäurespektrum ergänzen und aufwerten können, sodass durch bestimmte Kombinationen verschiedener Eiweiße mehr Körpereiweiß aufgebaut werden kann als durch tierisches Eiweiß allein. Gute Kombinationen sind z. B. Bohnen und Mais (Chili con Carne), Milch und Kartoffeln (Kartoffelbrei), Weizen und Milch (Pfannkuchen oder Müsli mit Milch).

Um die Regeneration zusätzlich zu verbessern, **vermeiden** sie folgende Inhaltsstoffe:

▶ **Glutaminsäure** (kommt in Fertigsuppen, Fertigsoßen, Konserven, Fertigprodukten, Hefeextrakten etc. vor)
▶ **Asparaginsäure** (kommt in Aspartam-Süßstoff vor)
▶ **Arachidonsäure** (kommen in Schweineschmalz, Schweineleber, Weichkäse etc. vor)

Genauere Informationen zu den Auswirkungen dieser Bestandteile erhalten Sie im Betreuungshandbuch Knie, das bereits erschienen ist.

Zusätzlich können folgende Tipps speziell bei Wirbelsäulenproblemen sehr gut helfen:

Viel Wasser trinken
Die Aufnahme von viel Wasser kann die Belastung im Rücken reduzieren. Zusätzlich ist bei 70 % der Kopf- und Nackenschmerzen, die in der zweiten Tageshälfte entstehen, eine zu geringe Wasseraufnahme die Ursache. Achten Sie darauf, dass die Qualität des Wassers auch mit einbezogen wird. Hierbei ist ein ausgewogenes Verhältnis von Magnesium, Calcium und Kalium von Vorteil. Ein Wasser mit einem Gehalt an Calcium von ca. 200 mg/l, an Magnesium von ca. 60–80 mg/l und Kalium von 8–10 mg/l ist optimal geeignet.

Tipp aus der Praxis
Geben Sie dem Kunden die Aufgabe, 2 bis 3 verschiedene Mineralwässer mitzubringen, die er zuhause hat bzw. die er gerne trinkt. Diese Mineralwässer und ihr Mineralstoffgehalt werden in einer Tabelle aufgelistet und miteinander verglichen. Danach erhält der Kunde ein Feedback, welches Mineralwasser mit welchem Mineralstoffgehalt für einen entspannten Rücken am besten geeignet ist.

Achten Sie auf einen hohen Magnesiumgehalt, der eine Entspannung

Wasser (Marke)	Magnesium	Calcium	Kalium	Natrium	Chlorid
Wasser A	10 mg/l	30 mg/l	9 mg/l	4 mg/l	5 mg/l
Wasser B	38 mg/l	400 mg/l	1 mg/l	8 mg/l	16 mg/l
Wasser C	80 mg/l	180 mg/l	3 mg/l	30 mg/l	35 mg/l

der Muskulatur bewirken kann. Auch der Kohlensäuregehalt sollte grundsätzlich beachtet werden, da viele Menschen sehr ungerne Mineralwasser mit viel Kohlensäure trinken. Hierfür gibt es kohlesäurearme Mineralwässer, die über einen sehr guten Mineralstoffgehalt verfügen. Teuer ist nicht immer gut und billig nicht immer schlecht. Nach unserer Erfahrung lohnt sich ein Vergleich verschiedener Mineralwässer.

Vitamin B_1 und B_{12}
(Nervennahrung)
Die B-Vitamine sind als Nervennahrung bekannt. Zusätzlich helfen sie bei der Regulation des Stoffwechsels. Damit der Stoffwechsel optimal funktioniert und die Nerven optimal versorgt werden, ist es ratsam, ausreichend B-Vitamine zu sich zu nehmen.

Gute Quellen für Vitamin-B-reiche Lebensmittel sind Vollkorn, Gemüse, Hefe, Milchprodukte, Hülsenfrüchte, Nüsse und Obst. Beim Vitamin B_{12} ist es sehr schwierig, den Bedarf über pflanzliche Lebensmittel zu decken, da es hauptsächlich in tierischen Produkten vorkommt. Vitamin-B_{12}-reiche Lebensmittel sind Leber, Fisch, Fleisch, Milchprodukte und Ei. Bei Veganern kann der Vitamin B_{12}-Bedarf auch über Algen, Erbsen, Bohnen oder Ingwer gedeckt werden. Vitamin B_{12} ist für ein funktionierendes Nervensystem notwendig und deswegen zur Reduzierung von Rückenproblemen oft hilfreich.

Magnesium
(Entspannung und Regeneration)
Magnesium ist ein essenzielles Mineral, das täglich in ausreichender Menge zugeführt werden muss. Magnesium kann über natürliche Lebensmittel gut aufgenommen werden.

Wenn versucht wird, Magnesiummangel durch Nahrungsergänzungen zu verbessern, ist die Aufnahme von organischen Salzen wie etwa Magnesiumaspartat oder Magnesiumcitrat vorteilhaft, da sie vom Körper besser aufgenommen werden als anorganische Verbindungen. Als gute Magnesiumquellen gelten Vollkornprodukte, Bohnen, Mineralwasser, Bananen, Sonnenblumenkerne, Sesam, Milchprodukte und Nüsse. Streuen Sie über den Salat oder das Obst einfach ein paar Sonnenblumenkerne, Sesam oder Nüsse und der guten Versorgung mit Magnesium und B-Vitaminen, genauso wie Vitamin C, steht nichts mehr im Wege.

7 Psychosomatik des Rückenschmerzes

7.1 Psychosomatische Aspekte in der Behandlung

Der chronische Rückenschmerz nimmt unter allen Erkrankungen mit „psychosomatischem Background" eine Sonderstellung ein. Sie ist in seiner erheblichen Verbreitung („Volksleiden"), seiner medialen Präsenz und dem sehr offensichtlichen Zusammenhang von psychischem und körperlichem Geschehen begründet.

In den letzten Jahren hat sich in der Behandlung des chronischen Rückenschmerzes ein Paradigmenwechsel vollzogen: War über lange Jahre hinweg eine passive Therapie dominierend – auch die über Jahre hinweg propagierte „alte Rückenschule" zeichnete sich v. a. durch sehr statische und wenig dem natürlichen Bewegungsdrang des Menschen entsprechende Übungsprogramme aus –, so konstatieren wir heute eine deutliche Hinwendung zu solchen Maßnahmen, bei denen eine – bevorzugt sportliche – Aktivität im Vordergrund steht, während man sich gleichzeitig von „rückengerechten Dogmen" verabschiedet.

Was macht nun die „psychosomatischen Besonderheiten" des Rückenschmerzes aus und warum ist sportliche Aktivität der offensichtliche therapeutische Königsweg?

Um diese Frage schlüssig beantworten zu können, betrachten wir zunächst die aktuell zur Verfügung stehenden neurobiologischen und psychologischen Fakten. Mithilfe der heute gültigen Erkenntnisse aus der Psychotherapieforschung können wir zudem genauer erklären, welche seelischen Besonderheiten bei der Entstehung und Therapie des chronischen Rückenschmerzes zu konstatieren sind und warum gerade sportliche Aktivität als Ultima Ratio der Behandlung gilt.

7.2 Neurobiologische und psychologische Auffälligkeiten

Folgende neurobiologische Fakten des chronischen Rückenschmerzes sind besonders hervorzuheben:

▶ Bildung eines „Schmerzgedächtnisses": Aufgrund der neuronalen Plastizität des Gehirns kommt es nach einer Fehlbehandlung in der Akutphase – Stichwort: keine adäquate Bekämpfung des akuten Schmerzes! – zu entsprechenden neurobiologisch-funktionellen Veränderungen

▶ Senkung der Schmerzschwelle
▶ Gleiche Lokalisation und Verarbeitung körperlicher und seelischer Schmerzen im Gehirn: Thalamus, Hypothalamus, präfrontaler Cortex
▶ Maligne Aktivierung der Stressachse (Hypothalamus-Hypophysen-Nebennierenrinden-Achse) mit dadurch verbundener dauerhafter Ausschüttung des Stresshormons Cortisol
▶ Dysregulation im Neurotransmitterhaushalt, insbesondere von Dopamin und Serotonin
▶ Insuffiziente deszendente Schmerzhemmung

Als psychologische Besonderheiten sind zu nennen:
▶ Schmerz ist ein unspezifischer mentaler Repräsentant von Unwohlsein
▶ Häufige Komorbidität von chronischen Schmerzen und Depression
▶ „Unsicherer Bindungsstil" der Schmerzpatienten; das bedeutet, diese Menschen sind nicht in der Lage, Bindung und Nähe zu anderen Personen zu initiieren und zuzulassen, wie dies eigentlich möglich und nötig wäre
▶ Fehlende soziale Kontakte, Vereinsamung
▶ Schonverhalten – Vermeidungsverhalten
▶ Vordergründiger Krankheitsgewinn

Für das Krankheitsgeschehen insgesamt und für unsere weitere Argumentation ist das Vermeidungs- bzw. Schonverhalten von besonderer Bedeutung. Dieses Vermeidungsverhalten hat die sicherlich gut nachvollziehbare Aufgabe, den Patienten vor bei körperlicher Aktivität von ihm befürchteten Schmerzen zu schützen. So wichtig und richtig dieses Argument auch ist, so erklärt es dennoch nicht die gesamte Komplexität dieses Vorgangs.

Bei genauerer Betrachtung sind nämlich auch vermeintliche seelische Verletzungen der tiefer liegende und eigentliche Grund der Vermeidung. Um dies verstehen zu können, müssen wir uns die biografischen Besonderheiten des chronischen Rückenpatienten betrachten. (An dieser Stelle soll darauf hingewiesen werden, dass wir hier von einem idealtypischen Verlauf ausgehen. Das Wissen und der Respekt vor der individuellen Ausprägung von Krankheitsgeschichte und Krankheitsgeschehen schützen uns vor falschen „Psychosomatisierungen" und Stigmatisierungen des individuell leidenden Menschen!)

7.3 Ursachen des chronischen Rückenschmerzes

Die Entstehung des Vermeidungsverhaltens reicht typischerweise weit in die frühe Kindheit zurück, also in eine Zeit, die der bewussten Erinnerung nicht zugänglich ist, die sich jedoch unbewusst bis in das heutige Leben auswirkt. Die neuropsychotherapeutischen Forschungen von Klaus Grawe, einem der bedeutendsten deutschen Psychotherapeuten und Psychotherapieforscher der letzten beiden Jahrzehnte, haben gezeigt, dass das Individuum von Geburt an mit grundlegenden Bedürfnissen (Grawe nennt sie deshalb Grundbedürfnisse; es sind dies jene nach Bindung, Kontrolle, Lust und Selbstwerterhöhung) ausgestattet ist, welche es bestrebt ist, durch aktives Tun zu befriedigen.

Grawe nennt diese durch das ganze Leben vorhandene Bedürftig-keit eine Bedürfnisspannung. Diese Bedürfnisspannung kann durchaus mit dem Begriff Stress gleichgesetzt werden. Kommt es zur Befriedigung der Bedürfnisse, wird diese Spannung abgebaut, der Stress lässt also nach. Menschen mit diesem frühen Erleben der Bedürfnisbefriedigung und des gelingenden Abbaus von Stress durch eigenaktives Handeln werden dieses früh eingeübte Verhaltensmuster auch in späterer Lebenszeiten beibehalten.

Hat der Mensch hingegen als Kind erfahren müssen, dass seine aktiven Bemühungen um Bedürfnisbefriedigung durch eine versagende Umwelt nicht von Erfolg gekrönt sind, so zieht dies eine regelrechte Kaskade von Konsequenzen nach sich. Aufgrund des Erlebens, dass das eigenmotivierte aktive Handeln mit der Absicht der Bedürfnisbefriedigung nicht zum Erfolg führt, lernt das Individuum sehr schnell, dass es besser ist, diese Aktivitäten zu unterlassen, sich also vor der Verletzung der Grundbedürfnisse zu schützen. Bereits hier stoßen wir auf das Vermeidungsverhalten. Der ursprüngliche Eustress der Bedürfnisspannung kehrt sich zudem in aversiven Distress um, da es nicht zum Spannungsabbau kommt. Falls es nicht zu einem einschneidenden, diese frühe Lernerfahrung korrigierenden Erleben kommt, bleibt die Bedürfnisspannung (Stress) ebenso bestehen wie das Vermeidungsverhalten, es herrscht demnach Dauerstress, dessen Ursache nicht vom Individuum erkannt werden kann.

Normalerweise gelingt es fast jedem Menschen mit solch einem frühen Erleben dennoch, trotz des andauernden Stresses aufgrund der ausbleibenden Bedürfnisbefriedigung ein mehr bzw. meist weniger erfülltes Leben zu führen.

Wie kommt es nun zum chronischen Schmerzerleben?

Grundsätzlich gilt, dass psychische Störungen wie auch psychosomatische Erkrankungen in Stresszeiten entstehen. Wir haben gesehen, dass manche Menschen aber von vornherein ihr Leben mit einem dicken Päckchen von chronischem Stress meistern müssen. Für diese Menschen ist dann der einer jeweiligen Lebenssituation geschuldete aktuelle Stress ein zusätzlicher Stress, der die eh schon bestehende Spannung in einer Art und Weise erhöht, dass es fortan „nicht mehr zum Aushalten ist".

Je nach individueller Veranlagung, den jeweiligen sozio-kulturellen Gegebenheiten und aktuellem Auslöser entwickeln Menschen unterschiedliche Maßnahmen, um diesen zusätzlichen, nun „nicht mehr auszuhaltenden" Stress zu reduzieren. Grundsätzlich führt dies zu der paradoxen Situation, dass sich ein Krankheitssymptom entwickelt, welches die Aufgabe hat, den eigentlich auf gesundem Weg (nämlich mittels Bedürfnisbefriedigung) zu bewältigenden Stress zumindest kurzfristig zu verringern.

Das aktuelle Symptom führt nämlich dazu, dass durch dieses wieder ein Stück Kontrolle erlebt wird. Dies ist deshalb wichtig, weil andauernder und nicht beherrschbarer Stress vor allem als Kontrollverlust erlitten wird. Im psychischen Bereich können solche kontrollgebenden Symptome beispielsweise Angststörungen, Zwangsstörungen, bulimisches Essverhalten und „Ritzen" sein. Chronische Schmerzen entstehen nun bevorzugt dann, wenn die oben genannten psychologischen Faktoren (Depressivität, Beziehungsproblematik, soziale Isolation usw.) vorhanden und mit einer Schmerzbiografie (inklusive falscher Behandlung von akuten

Schmerzen mit Entstehung eines Schmerzgedächtnisses) verbunden sind.

Die chronischen Schmerzen haben also auch hier die Funktion, „nicht mehr auszuhaltenden" Stress zu reduzieren, einen Stress, der seinen eigentlichen Grund in der Nichtbefriedigung von elementaren Bedürfnissen hat und demgemäß eigentlich abgebaut werden sollte. Auch hier erkennen wir deutlich die bereits in frühen Jahren eingeprägten Verhaltensmuster.

7.4 Therapie? Aktivität!

Aus dem bisher Genannten wird ersichtlich, wie es zum typischen Vermeidungsverhalten inklusive aller fatalen Folgen (soziale Isolation, Nichtbefriedigung der Grundbedürfnisse, Dauerstress mit der Folge der dauerhaften Aktivierung der Stressachse und erhöhten Cortisolausschüttung) insbesondere bei Schmerzpatienten kommt.

Der Schmerzpatient bewegt sich in einem Teufelskreis des Vermeidens, der nicht allein zur Aufrechterhaltung des schmerzfördernden Verhaltens (Dauerstress, Nichtbefriedigung der Grundbedürfnisse, soziale Isolation, Beziehungsproble-

me), sondern darüber hinaus auch auf der neurobiologischen Seite zur Chronifizierung und Verstärkung des Schmerzerlebens (dauerhafte Aktivierung der Stressachse mit erhöhter Cortisolausschüttung, Dysregulation von Neurotransmittern) führt.

Aus dieser Perspektive wird deutlich, welch zentrale therapeutische Bedeutung die Veränderung des Vermeidungsverhaltens für das körperliche und seelische Wohlbefinden unserer Kunden hat.

Methodik/Didaktik oder:
Wie lässt sich das Vermeidungsverhalten verändern?
Wenn es nun darum geht, das Vermeidungsverhalten in ein dem Wohlbefinden in allen Bereichen dienliches Annäherungsverhalten umzuwandeln, müssen wir uns zunächst darüber im Klaren sein, dass unser Vorhaben beim Schmerzpatienten nicht auf die erhoffte Gegenliebe stößt. Einfach deshalb, weil unserem Kunden dieses Verhalten über eine wahrscheinlich sehr lange Zeitspanne und insbesondere in der Stresszeit, in welcher er sich momentan befindet, anscheinend gute Dienste geleistet hat. Ein sofortiges Insistieren auf einer Verhaltensänderung würde – nur zu verständ-

lich! – den massiven Widerstand unseres Kunden provozieren und eine gemeinsame Arbeitsbasis und damit jegliche Aussicht auf Erfolg unterminieren.

Folgende methodisch-didaktische Grundregeln gilt es zu beachten, wenn es zu der gewünschten Verhaltensänderung und damit zur fundamentalen Linderung der Schmerzproblematik kommen soll:

Befriedigung der Grundbedürfnisse nach Bindung, Kontrolle, Lust und Selbstwerterhöhung

Da unser Kunde zunächst einmal nicht in der Lage ist, selbst für die Befriedigung seiner Grundbedürfnisse zu sorgen, obliegt es dem Trainer, ihm bei diesem Unterfangen behilflich zu sein. Konkret bedeutet dies, dass er Situationen schafft, in denen sein Kunde Bindung, Kontrolle, Lust und Selbstwerterhöhung erfährt.

Bedürfnis nach Bindung und Nähe: Arbeit mit dem Therapeuten und/ oder in der Gruppe, angenehme Arbeitsatmosphäre, gute Kontaktgestaltung, adrettes Auftreten, freundlich und zugewandt sein, einladend sein, gute räumliche Atmosphäre, Erleben von Gemeinschaft und Nähe zu netten Menschen. Nehmen Sie den Kunden persönlich wahr!

Bedürfnis nach Lusterhöhung und Unlustvermeidung: Spaß, Humor, Lachen, Entspannung, etwas leisten können, sich über Fortschritte freuen, „spaßige" Übungen, auch mal Quatsch machen dürfen, mal tief ausatmen können, Fünfe gerade sein lassen, die Seele baumeln lassen. Hierbei ist oft nicht die Qualität einer Übung, sondern der Spaß, mit der die Übung gemacht wird, entscheidend!

Bedürfnis nach Kontrolle: Erklären der Übungen, Sinn und Zweck des Ganzen, Dinge verstehen, Kompetenz des Therapeuten, sich als Therapeut klar und verständlich ausdrücken, immer wieder vertraute und gekonnte Übungen einstreuen, gut aufgehoben sein. Dem Kunden die Übung in Worten erklären, die der Kunde versteht! Wir stellen oft fest, dass Trainer Schwierigkeiten haben, Inhalte für alle Teilnehmer verständlich zu erklären.

Bedürfnis nach Selbstwerterhöhung: Erfolgserlebnisse, Wertschätzung, etwas hinbekommen, authentisch loben, „Ich habe etwas geschafft". Hierbei als Trainer immer authentisch bleiben.

Regelmäßiger und zuverlässiger Stressauf- und -abbau

Sowohl die einzelnen Übungen als auch der Aufbau einer kompletten Trainingseinheit müssen so gestaltet sein, dass der Kunde die ihm gestellten Trainingsaufgaben auf jeden Fall bewältigen kann. Der Kunde darf nicht frustriert werden. Dies hat er in seinem Leben bislang zu oft erfahren müssen; nur Erfolgserlebnisse führen zur Verhaltensänderung!

Abbau von Vermeidungszielen, Förderung von Annäherungszielen

Vermeidungsverhalten geht immer einher mit Vermeidungszielen. Diese haben das Ziel, jemanden vor (vermeintlichen!) Verletzungen seiner Grundbedürfnisse zu schützen. Sie wurden in früher Kindheit gelernt und sind unbewusst! Deshalb ist es die dringliche therapeutische Aufgabe des Trainers, gemeinsam mit dem Kunden nur solche Trainingsziele und Trainingsinhalte zu formulieren, mit denen der Kunde „im tiefsten Innern" einverstanden ist.

Von der passiven zur aktiven Bedürfnisbefriedigung

Bei der genauen Beachtung der oben genannten methodisch-didaktischen Grundregeln wird es nicht ausbleiben, dass der Kunde „selbst auf den Geschmack kommt" und aktiv und eigenmotiviert nach der Befriedigung seiner Grundbedürfnisse strebt. Es liegt nun am besonderen Geschick des Trainers, die hier vorgestellten Werkzeuge einer gelingenden Veränderung zum Wohle seines Kunden anzuwenden.

8 Das Glucker-Heimtraining

Für alle, die weder die Zeit noch das Geld für das Fitnessstudio oder einen Personal Fitness Trainer oder einfach keine Lust darauf haben, sind im Folgenden mehrere Übungen für zuhause aufgezeigt, damit dem Training daheim oder auf Reisen nichts im Wege steht.

Anweisung für den Kunden: Nehmen Sie sich an 2 Tagen in der Woche ca. 30 Minuten die Zeit, um ein komplettes Programm durchzuführen. Schon nach wenigen Einheiten werden Sie eine deutliche Verbesserung der Wirbelsäulenstabilität wahrnehmen und auch ihr (Berufs-) Alltag wird für Sie besser zu bewältigen sein. Für das Heimtraining sollten Sie ein Tube oder ein Theraband, einen großen Ball und eine Matte zur Verfügung haben.

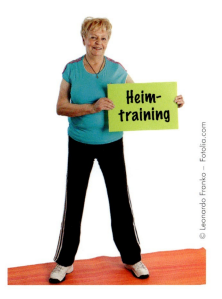

© Leonardo Franko – Fotolia.com

Übung „Radfahren in der Rückenlage"

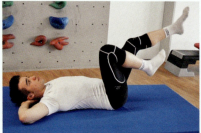

Ansicht 1

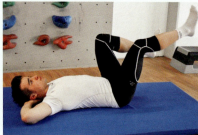

Ansicht 2

Video 56

Übung „Kreuzheben mit Koffer oder Sprudelkiste"

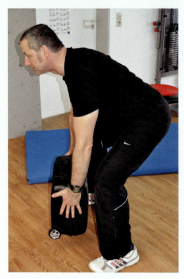

Ausgangsposition

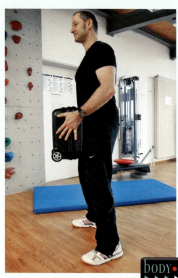

Endposition

Video 57

Videos: www.bodylife.de/buecherclips

Übung „Einbeinstand mit dem Spielbein vor- und rückbewegen"

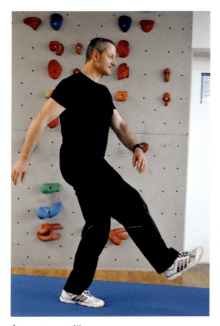

Ausgangsposition

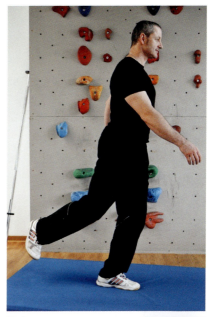

Endposition

Video 58

Übung Extension auf dem Ball
(und zusätzlicher Rotation)

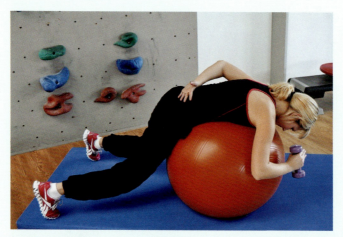

Ausgangsposition

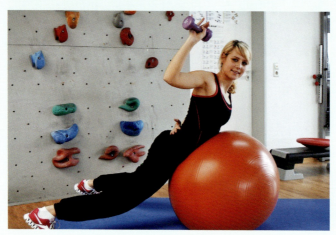

Endposition

Video 59

Übung „Good Mornings mit leichtem Gewicht"

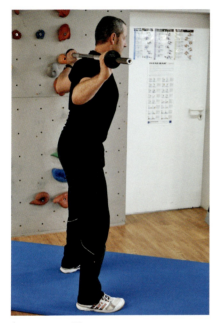

Ausgangsposition

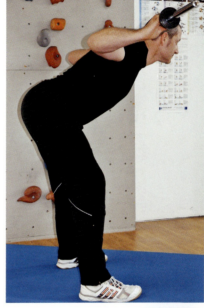

Endposition

Video 60

Tipp:

Die Übung sollte maximal bis zu einer 45°-Stellung ausgeführt werden.

Übung im Vierfüßlerstand, rechter Arm und linkes Bein auseinander und zusammen
(10–15 x langsam und 10 x schnell durchführen)

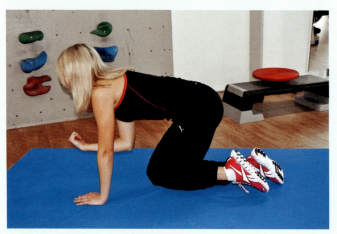

Ausgangsposition

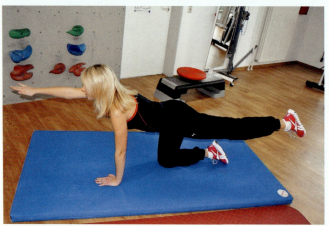

Video 61

Endposition

Übung für die laterale Kette (kurzer oder langer Hebel)

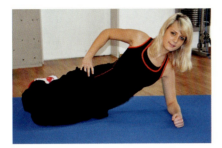
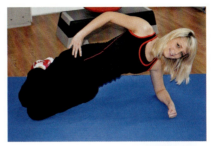

Ausgangsposition

Endposition

Übung im Vierfüßlerstand mit Arme rückführen

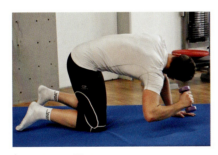
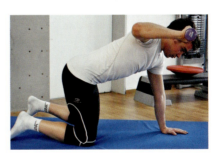

Ausgangsposition

Endposition

Übung für die ventrale Kette
(kurzer oder langer Hebel – dynamisch)

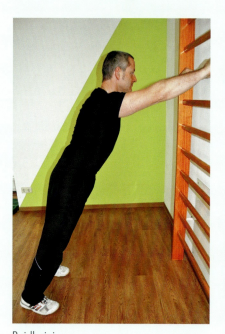

Beidbeinig

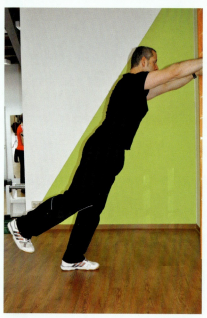

Einbeinig

Videos: www.bodylife.de/buecherclips

Übung im Einbeinstand

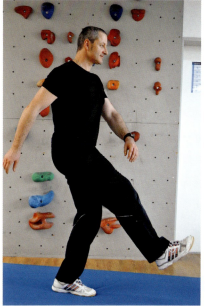

Ausgangsposition

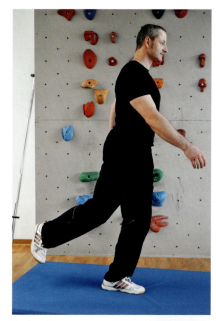

Endposition

Video 63

Tipps zur Durchführung des Trainings:

▶ Führen Sie die Übungen nacheinander ohne Pause durch (Zirkeltraining).

▶ Absolvieren Sie 2 bis 3 Durchgänge (Sätze), je nach Zeit und Leistungs-vermögen.

▶ Die Wiederholungszahl sollte zwischen 12 und 30 liegen.

Werden 30 Wiederholungen erreicht, sollte das Gewicht gesteigert oder der Hebel verändert werden, sodass wieder mit einer niedrigeren Wiederholungszahl weitertrainiert werden kann.

9 Entlastungsübungen

Um die Wirbelsäule zu entlasten, gibt es einige sinnvolle Übungen, die z. T. überall durchgeführt werden können. Machen Sie diese Übungen immer wieder zwischendurch und Sie werden mit neuer Energie im Alltag durchstarten.

Entlastungsposition „Psoaslagerung"

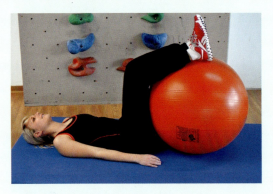

Entlastungsposition liegend über dem Ball

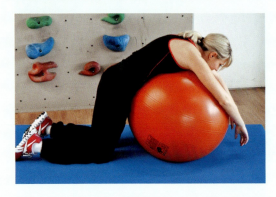

Entlastungsposition in Seitlage

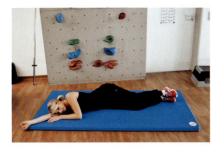

Entlastungsposition in Bauchlage

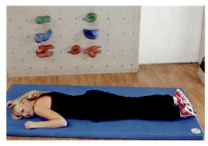

Entlastungsposition in Bauchlage mit Abstützen

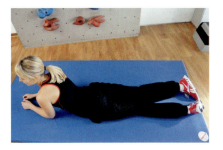

Entlastungsposition in Bauchlage auf einer Bank oder auf dem Bett

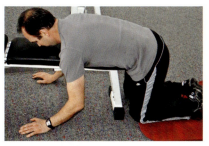

10 Allgemeine Tipps zur Durchführung

Für die meisten Menschen ist es nicht leicht, sich zum Training zu motivieren. Deswegen haben wir ein paar allgemeine Ratschläge für Ihre Kunden zusammengestellt, die dabei helfen können, die Trainingsanweisungen erfolgreich umzusetzen:

▶ Trainieren Sie Ihre Ausdauer auch, wenn Sie leichte Schmerzen haben. Die rhythmische Bewegung führt zur Schmerzlinderung und vermeidet falsche Bewegungsmuster, die sich im Laufe der Zeit einschleichen.

▶ Auch der Effekt des Trainings auf die Psyche ist nicht zu unterschätzen, da ein Training an der frischen Luft neue Energie freisetzt. Trainieren Sie Ihre Ausdauer mit Puls- oder Atemkontrolle, damit das Training auch den gewünschten Effekt hat.

▶ Variieren Sie Ihr Ausdauertraining (Joggen, Walken, Radfahren, Kraul- oder Rückenschwimmen, Skilanglauf klassische Technik, Wandern).

▶ Denken Sie daran, unterschiedliche Bodenbeschaffenheiten zu nutzen. Laufen Sie bewusst Treppen hoch und runter und spannen Sie dabei die Muskulatur im Rumpf ideal an.

▶ Führen Sie regelmäßig Ihre Stoffwechsel- und Mobilisationsübungen durch, wenn möglich auch viele Dehnübungen. Dehnmuffel können gerne auch mehr mobilisieren, um eine Beweglichkeitssteigerung zu erzielen.

▶ Kräftigen Sie Ihre Muskulatur regelmäßig und variieren Sie im Jahresverlauf die Intensitäten – Ihre Muskeln benötigen ab und zu hohe Intensitäten.

▶ Eine sehr gute Möglichkeit, ein zeitsparendes und effektives Training durchzuführen, ist das Training mit EMS, der Elektro-Muskel-Stimulation (z. B. mit dem miha bodytec) oder das Training auf einer Vibrationsplatte (z. B. die Beschleunigungstechnologie auf der Power Plate oder mit einem Galileo). Das Training mit diesen Geräten z. B. in einer PT

Lounge spart Zeit und ist, mit der richtigen Trainingsbetreuung, sehr effektiv und abwechslungsreich. Achten Sie beim Training darauf, die Einheiten nur mit sehr gut geschultem Personal durchzuführen. Zeiteinheiten von 2 x 20 Minuten pro Woche sind ein Argument für all diejenigen, die entweder keine Lust auf ein aufwendiges Training an Fitnessgeräten oder keine Zeit dafür haben.

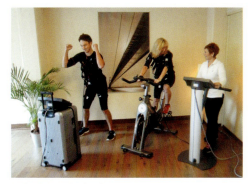

Abb. 13: miha bodytec

▶ Achten Sie auf die Signale Ihres Körpers. In Schmerzphasen, die es immer wieder geben wird, reduzieren Sie das Training. Setzen sie in dieser Zeit das Stoffwechsel- und Mobilisationstraining fort. Nach der Schmerzphase wieder systematisch die Belastung steigern.

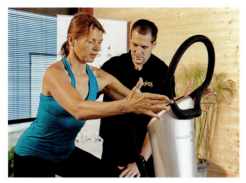

Abb. 14: Power Plate

Eine Person, die sich schwer selbst motivieren kann, sollte sich einer Gruppe anschließen oder im Studio trainieren. Eine optimale Hilfe wäre für diesen Fall ein gut ausgebildeter Personal Fitness Trainer. Bei der Suche helfen zahlreiche Netzwerke, die Ihnen einen passenden qualifizierten Personal Fitness Trainer empfehlen. Auf folgenden Internet-

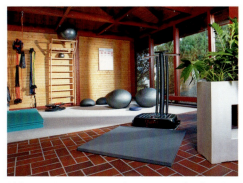

Abb. 15: Trainingsraum (PT-Lounge, Elmshorn)

seiten finden Sie eine Auswahl von qualifizierten Personal Fitness Trainern und Coaches:

- GluckerNetzwerk: www.glucker.de
- Verband ausgebildeter Personal Fitness Trainer: www.vapt.de
- Bundesverband Personal Training: www.bdpt.org
- Personal Fitness: www.personalfitness.de
- Premium Personal Trainer Club: www.premium-personal-trainer.com

Wichtig ist, dass Sie sich eine Sportmöglichkeit suchen, die Ihnen Spaß bereitet. Denn nur dann werden Sie das Training auch langfristig durchführen. Sie müssen kein Leistungssportler werden. Nicht übertreiben!

Autoren

Stübel, Kurt

Sportlehrer und Sporttherapeut, Dozent an der GluckerSchule für Trainingslehre, Muskellehre, Gerätetraining und Rückenschule, Leiter der KddR Rückenschulausbildung an der GluckerSchule und am GluckerKolleg. Seit 1989 in der Fitness- und Gesundheitsbranche, Inhaber des GluckerKollegs.

Schley, Martin

Sportwissenschaftler, Dozent und Fachbereichsleiter für Sport- und Bewegungstherapie. Psychiatrie-Psychosomatik-Sucht an der GluckerSchule, Mitarbeit im Bereich Psychiatrie-Psychosomatik-Sucht in verschiedenen Organisationen. Referent für das GluckerKolleg.

Müller, Stephan

Sportlehrer, Sporttherapeut und Sportphysiotherapeut, langjähriger Experte bei der Ausbildung erfolgreicher Personal Fitness Trainer und Ernährungsberater an Universitäten und staatlichen Sportschulen (u.a. an der GluckerSchule), Inhaber des GluckerKollegs und der PT Lounge GmbH, Ernährungsberater zahlreicher Olympiasieger und Weltmeister.

Ankündigung weiterer Bücher der Reihe

Folgendes Betreuungshandbuch ist bereits im Verlag Health and Beauty Business Media erschienen:

Betreuungshandbuch: Knie

▶ Vorderer Kreuzbandriss
▶ Arthrose
▶ Meniskusriss

Therapie – Training – Ernährung – Psychosomatik

Weitere Bücher dieser Reihe mit folgenden Themenbereichen sind beim Verlag Health and Beauty Business Media geplant:

Betreuungshandbuch: Schulter

▶ Luxation
▶ Supraspinatussehnensyndrom / Bizepssehnensyndrom
▶ Impingement

Therapie – Training – Ernährung – Psychosomatik

Betreuungshandbuch: Sprunggelenk und Halswirbelsäule

▶ Bänderriss (Außenbänder)
▶ Achillessehnenruptur
▶ Bandscheibenschaden Halswirbelsäule

Therapie – Training – Ernährung – Psychosomatik

Betreuungshandbuch: Hüfte

▶ Arthrose
▶ Endoprothese
▶ Hüft-Dysplasie

Therapie – Training – Ernährung – Psychosomatik

Betreuungshandbuch: Stoffwechsel

▶ Diabetes
▶ Übergewicht
▶ Bluthochdruck

Therapie – Training – Ernährung – Psychosomatik

Literaturempfehlungen

▶ Bauer, Das Gedächtnis des Körpers, Piper 2006

▶ Bauer, Prinzip Menschlichkeit, Hoffman und Campe 2007

▶ Biesalski/Grimm, Taschenatlas der Ernährung, Thieme 2007

▶ Danzer, Psychosomatische Medizin, Fischer 1995

▶ Diemer/Sutor, Praxis der medizinischen Trainingstherapie, Thieme 2007

▶ Der Brockhaus Ernährung, BI Mannheim 2002

▶ Ehlert, Verhaltensmedizin, Springer 2003

▶ Feil/Wessinghage, Ernährung und Training, WESSP 2002

▶ Flothow u.a., KddR-Manual Neue Rückenschule, Urban & Fischer 2011

▶ Froböse/Nellessen, Training in der Therapie, Urban & Fischer 1998

▶ Gießing, HIT-Krafttraining, Novagenics 2006

▶ Grawe, Neuropsychotherapie, Hogrefe 2004

▶ Grawe, Psychologische Therapie, Hogrefe 2000

▶ Häflinger/Schuba, Koordinationstherapie – Propriozeptives Training, Meyer & Meyer 2004

▶ Hochschild, Strukturen und Funktionen begreifen, Thieme 2002

▶ Holsboer, Biologie für die Seele, C.H. Beck 2009

▶ Huber u.a., Bewegung und seelische Gesundheit, PiD (2008), 4

▶ Kadria/Glock-Grimmeisen/Menger, Kabelzug – Funktionelles Training & Therapie, Kadria 2008

▶ Knörzer/Schley, Neurowissenschaft bewegt, Feldhaus 2010

▶ Kubesch, Das bewegte Gehirn – Schnittstelle von Sport und Neurowissenschaft, Sportwissenschaft 34 (2004), 135–142

▶ Marquardt, Die Laufbibel, Spomedis 2005

▶ Martin u.a., Handbuch Trainingslehre, Hofmann 2001

▶ Meier, Medizinische Trainingstherapie in der Praxis, Medicon 1997

▶ Radlinger u.a., Rehabilitatives Krafttraining, Thieme 1998

▶ Radlinger u.a., Rehabilitative Trainingslehre, Thieme 1998

▶ Renneberg/Hammelstein, Gesundheitspsychologie, Springer 2006

▶ Spitzer/Bertram, Braintertainment, Schattauer 2007

▶ Storch u.a., Embodiment, Huber 2006

▶ Storch, Die Bedeutung neurowissenschaftlicher Forschung für die psychotherapeutische Praxis, Psychotherapie 7 (2002), 281–294

▶ Vogt, Sport in der Prävention, Deutsche Ärzte Verlag 2007

▶ von Strempel, Die Wirbelsäule, Thieme 2001

▶ Warneke/Phieler, Trendsportarten, Deutsche Ärzte Verlag 2006

▶ Zintl, Ausdauertraining, Blv 1997